EXPOSÉ

DES DIVERS PROCÉDÉS

EMPLOYÉS JUSQU'A CE JOUR

POUR GUÉRIR DE LA PIERRE,

SANS AVOIR RECOURS A L'OPÉRATION DE LA TAILLE.

LIBRAIRIE DE J.-B. BAILLIÈRE.

Boivin, Mémoire sur les Hémorrhagies internes de l'Utérus, qui a obtenu le prix au concours ouvert par la Société de Médecine de Paris. *Paris*, 1819, in-8···················· 3 fr. 50 c,

Casamayor, Réflexions et Observations anatomico - chirurgicales sur l'anévrysme spontané en général, et en particulier sur celui de l'artère fémorale. *Paris*, 1825, in-8················ 6 fr.

Celse, Traité de la Médecine, en VIII livres, traduction nouvelle, par MM. Fouquier et Ratier, D. M. P. *Paris*, 1824, in-18. ·· 4 fr. 50 c.

Celsi, *de Re medicâ libri octo, nova editio, curantibus* Fouquier et F. S. Ratier, D. M. P. *Parisiis*, 1824, in-8········ 4 fr. 50 c. Le même, sur papier vélin···························· 8 fr.

Cooper et **Travers**, Œuvres chirurgicales, contenant des Mémoires sur les Luxations, l'Inflammation de l'iris, la Ligature de l'aorte, le Phimosis et le Paraphimosis, l'Exostose, les Ouvertures contre nature de l'urètre, etc., etc., etc., traduits de l'angl. par G. Bertrand, D. M. P., avec 21 planches. *Paris*, 1823, 2 vol. in-8···················· 14 fr.

Deschamps, Traité historique et dogmatique de la Taille, avec une Notice sur la vie et les travaux de l'auteur, et un supplément présentant le résumé de tous les procédés employés jusqu'à ce jour, par L. J. Bégin, D. M. *Paris*, 1825, 4 vol. in-8., fig.

Dupuytren, Lithotomie, thèse du concours pour la chaire de médecine opératoire. *Paris*, 1812, in-4. (*rare*)··········· 7 fr.

Home, Traité ou Observations pratiques et pathologiques sur les maladies de la glande prostate, trad. de l'anglais par L. Marchand, D. M. *Paris*, 1820, in-8. fig.··················· 6 fr.

Lachapelle, Pratique des Accouchemens, ou Mémoires et Observations choisis sur les points les plus importans de l'art, publiés par A. Dugès, son neveu, professeur d'accouchement à la Faculté de Montpellier. *Paris*, 1821 et 1825, 3 vol. in-8··· 20 fr. Les tomes II et III séparément···················· 13 fr.

Prout, Traité de la Gravelle, du Calcul vésical et des autres maladies qui se rattachent à un dérangement des fonctions des organes urinaires, trad. de l'anglais par Ch. Mourgué. *Paris*, 1823, in-8. fig··· 5 fr.

Roche et **Sanson**, Nouveaux Elémens de Pathologie médico-chirurgicale, ou Précis théorique et pratique de Médecine et de Chirurgie, rédigés d'après les principes de la médecine physiologique. *Paris*, 1825, 3 vol. in-8··································· 20 fr.

EXPOSÉ

DES DIVERS PROCÉDÉS

EMPLOYÉS JUSQU'A CE JOUR

POUR GUÉRIR DE LA PIERRE,

SANS AVOIR RECOURS A L'OPÉRATION DE LA TAILLE;

PAR J. LEROY (D'ÉTIOLLE),

DOCTEUR EN MÉDECINE.

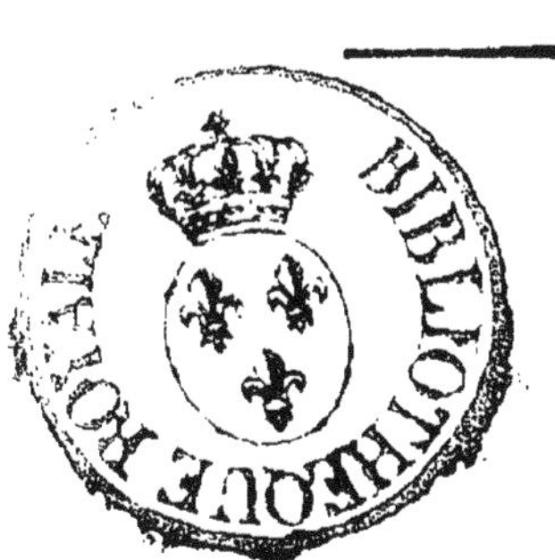

A PARIS,

CHEZ J.-B. BAILLIÈRE, LIBRAIRE,

RUE DE L'ÉCOLE-DE-MÉDECINE, Nº 17;

Et chez l'AUTEUR, rue de Provence, nº 3.

1825.

DE L'IMPRIMERIE DE FEUGUERAY,
RUE DU CLOÎTRE SAINT-BENOÎT, Nº 4.

PRÉFACE.

Substituer à l'opération de la taille, si cruelle et si dangereuse, des moyens de guérison qui ne feraient éprouver que des douleurs légères et qui ne compromettraient pas les jours des malades, est une entreprise qui se recommande assez à l'attention des médecins pour qu'il soit inutile de chercher à en démontrer l'importance. Les tentatives de différens genres qui, à diverses époques, avaient été faites pour arriver à ce but, se sont renouvelées depuis trente ans avec plus de méthode et de persévérance. Les agens mécaniques sont les seuls, il est vrai, qui jusqu'ici aient produit des guérisons complètes et incontestables ; mais il est impossible de prévoir les perfectionnemens qui peuvent être apportés aux autres méthodes et les succès qu'elles peuvent procurer. La destruction mécanique des calculs vésicaux est bien loin elle-même d'être arrivée à son point de perfection, malgré l'essor qu'elle a pris depuis trois années. Maintenant que l'attention générale est fixée sur cet objet, nul doute que l'on pourra parvenir à des résultats plus satisfaisans que ceux obtenus jusqu'à ce jour. J'ai moi-même apporté à mon idée première un assez grand nombre de modifications, je crois pouvoir dire de perfectionnemens; et actuellement encore j'aperçois quelques améliorations possibles dont l'idée m'est suggérée par les faits qui depuis peu de temps seulement se sont offerts à moi. Ce que je ne fais qu'entrevoir aujourd'hui, d'autres peuvent le réaliser, soit en suivant l'une des routes dans lesquelles j'ai fait quelques pas, soit en ouvrant des voies nouvelles. Les incroyables progrès des arts industriels doivent nous faire tout espérer des merveilles de la mécanique éclairée par les connaissances médicales.

C'est avec une grande répugnance que je suis entré dans les détails de débats relatifs à la priorité d'invention et de publication de la méthode lithontriptique; mais j'ai dû défendre la part de cette découverte que je crois m'appartenir; le retard que j'ai apporté

n'a déjà été que trop interprété à mon dé-
savantage.

J'ai reçu, il est vrai, un dédommagement
plus que suffisant de l'oubli dont je m'étais
plaint. L'Académie des Sciences, en plaçant
le nouveau procédé au rang des découvertes
les plus utiles à l'art de guérir, m'a honoré
d'une part dans les encouragemens et les
éloges. Je m'empresse de témoigner à ce
corps illustre toute la reconnaissance que
mérite une distinction aussi glorieuse.

INSTITUT DE FRANCE,
ACADÉMIE ROYALE DES SCIENCES.

Paris, le 18 août 1825.

Le Secrétaire perpétuel de l'Académie pour les sciences naturelles, certifie que ce qui suit est extrait du rapport fait par M. Duméril, et adopté par l'Académie dans la séance du 30 mai 1825.

La Commission croit devoir faire une mention très-particulière d'un nouveau mode d'opération à l'aide de laquelle on briserait, on détruirait dans la vessie les calculs qui s'y forment et qui s'y développent. Comme cette opération a besoin de la sanction du temps et de l'expérience, la Commission n'accorde pas de prix cette année aux auteurs, auxquels elle réserve tout le mérite de leur procédé ; et sans décider ici positivement du droit de l'invention, elle a chargé son rapporteur de citer honorablement les noms de MM. Amussat, Leroy (d'Étiolle), et Civiale : ce dernier, comme ayant pratiqué avec succès quelques-unes de ces opérations sur le vivant ; le premier, pour avoir mieux fait connaître la structure de l'urètre qui permet l'action libre des instrumens ; et le second, pour les avoir imaginés, les avoir fait exécuter, et pour avoir fait connaître successivement les perfectionnemens que ses essais lui ont suggérés.

Pour extrait conforme,

Le Secrétaire perpétuel, Conseiller d'État, Commandeur de l'ordre royal de la légion d'honneur,

Baron CUVIER.

EXPOSÉ

CHAPITRE PREMIER.

Description du Canal de l'Urètre.

Pour bien comprendre ce qui est relatif au cathétérisme, et à l'introduction des instrumens au moyen desquels on peut agir sur un calcul contenu dans la vessie, il est indispensable de connaître la structure de l'urètre dans l'état de santé. Plus tard j'examinerai les dispositions vicieuses dont ce canal peut être le siége.

L'urètre, conduit excréteur de l'urine et du sperme, a une longueur variable non-seulement aux différentes époques de la vie, mais encore sur des individus de même âge. Les auteurs sont loin d'être d'accord sur les points extrêmes de ces variations. M. le professeur Boyer, Meckel (1), estiment que le canal de l'urètre a de 10 à 12 pouces. M. Whately, qui a fait un ta-

____

(1) *Manuel d'Anatomie générale descriptive et pa-*

I

bleau comparatif des mesures obtenues sur quarante-huit sujets de différente stature, mais de même âge à-peu-près, a vu cette longueur varier depuis 7 pouces 6 lignes jusqu'à 9 pouces 6 lignes. Ducamp adopte ces résultats. Des différences aussi grandes viennent sans doute de ce que l'on a exercé des tractions plus ou moins fortes sur la verge en mesurant le canal ; et ce qui me porte à le penser, c'est que j'ai vu le même urètre examiné par trois personnes différentes, présenter à chacune des longueurs diverses. Ne pouvant acquérir sur cette mesure que des notions approximatives, le plus sage est d'évaluer la longueur du canal de l'urètre à 9 ou 10 pouces, terme moyen entre les résultats extrêmes 7 et 12.

L'urètre, à son origine, se dirige en bas et en avant, et traverse la prostate ; il vient se placer ensuite sous la symphyse des pubis, remonte au-devant d'elle, entre les deux racines des corps caverneux , suit toute la longueur de ces corps reçu dans une gouttière formée par leur réunion, et traverse le gland, au sommet duquel il va se terminer par une ouverture oblongue.

Le canal de l'urètre présente deux courbures, l'une extérieure, que l'érection fait disparaître ;

---

thologique, trad. de l'allemand par Jourdan et Breschet. *Paris*, 1825.

l'autre au voisinage de la vessie, au-dessous de la symphyse des pubis : celle-ci peut être effacée par un effort mécanique, ainsi que le prouve l'introduction d'une sonde entièrement droite.

La possibilité de pénétrer dans la vessie avec une sonde droite est de la plus haute importance pour le sujet dont je m'occupe, puisqu'elle fournit les moyens d'agir sur la pierre mécaniquement d'une manière prompte et efficace. M. Amussat, qui, dans ces dernières années, a éveillé l'attention des chirurgiens sur ce fait et les avantages que l'on pouvait en retirer, avait dit d'une manière un peu ambiguë : que l'urètre est droit ou presque droit chez l'homme, et que la courbure de la portion du canal voisine de la vessie était due en grande partie à l'accumulation des matières fécales dans le rectum, et à l'insufflation de la vessie, que l'on a coutume de pratiquer pour examiner la disposition anatomique de cet organe et de son conduit excréteur : « Si l'urètre de la femme, ajoute M. Amussat, est droit ou presque droit, pourquoi la portion de l'urètre de l'homme qui y correspond aurait-elle une autre direction, puisque la prostate soulève moins la vessie et son canal excréteur que ne le font le vagin et l'utérus? » M. Lisfranc a fait à ce sujet des observations plus précises : la vessie et le rectum étant vides, il n'a pas vu, comme M. Amussat, que le canal de l'urètre fût parfaitement droit, et sur huit sujets examinés à ce dessein, il a trouvé le point le plus déclive de la portion prostatique de l'urètre plus bas de 2 à 3 lignes que le col de la vessie. Sur quatre sujets dont la prostate était engorgée, quoique la vessie fût très-enfoncée dans le bassin, le niveau du point le plus déclive de la portion prostatique de l'urètre a été trouvé depuis 5 lignes $\frac{3}{4}$ jusqu'à 7 lignes $\frac{1}{2}$ au-dessous du niveau de l'orifice interne du canal.

La plénitude et la vacuité du rectum produisent l'abaissement ou l'élévation du bas-fond de la vessie, mais ne changent point la situation de son col et de la première portion de l'urètre retenu par la glande prostate et par l'aponévrose recto-vésicale.

C'est à tort que M. Amussat prétend établir une similitude parfaite entre la portion prostatique de l'urètre de l'homme et l'urètre de la femme. Chez l'homme, la courbure est plus prononcée, parce que le bassin étant moins large que chez la femme, la vessie se trouve placée un peu plus haut, et parce que chez lui la symphyse des os pubis a plus de hauteur que chez la femme. Après avoir mesuré comparativement sur un assez grand nombre de bassins la hauteur de la symphyse des pubis et des ligamens sous-pubiens, j'ai obtenu comme terme moyen les résultats suivans :

	hommes.	femmes.
12 ans....	13 lignes....	13 lignes.
14 ans....	14 l........	14 l.
20 ans....	16 l........	16 l.
28 ans....	18 l........	16 l.
34 ans....	19 l........	16 l.
45 ans....	20 l........	17 l.
60 ans....	22 l........	19 l.
70, 80 ans....	22 l........	20 l.

La hauteur de la symphyse des pubis, égale pour les deux sexes dans l'enfance, présente des différences marquées dans l'âge adulte, différences qui deviennent moindres avec la vieillesse. On conçoit facilement que la courbure de la portion prostatique doit être d'autant plus prononcée que la symphyse et le ligament sous-pubien ont plus de hauteur. J'ai mesuré deux bassins sur lesquels cette hauteur était de 25 et de 26 lignes. Il me paraît probable que, pendant la vie, l'introduction de la sonde droite eût été tout-à-fait impossible sur de pareils sujets. J'ai effectivement cherché vainement à introduire la sonde droite sur un certain nombre de cadavres et sur quelques individus vivans.

Si le col de la vessie se trouve élevé de 2 à 3 lignes au-dessus de la portion prostatique de l'urètre, cette portion ne pouvant s'élever au niveau du col pour former une ligne droite à cause du pubis, il est clair que pour que la sonde droite puisse pénétrer dans la vessie, il faut que le col de cet organe soit abaissé de 2 à 3 lignes par la pression du bec de l'instrument sur la paroi inférieure du canal. Cette circonstance rend dangereuse l'introduction de la sonde droite lorsqu'il existe un rétrécissement dans la portion prostatique : une fausse route serait le résultat nécessaire de l'effort que l'on exercerait.

Si le vérumontanum, si la prostate forment dans le canal une saillie ou un bourrelet prononcé ; s'il existe là des lacunes dont l'existence, niée par quelques-uns, est cependant possible, le bec de la sonde droite éprouvera un obstacle quelquefois insurmontable pour elle, mais non pour la sonde courbe, qui n'appuie point ainsi sur la paroi intérieure du canal pour en effacer la courbure. On a donc eu tort, d'une part, de nier la possibilité de pénétrer dans la vessie avec une sonde droite ; de l'autre, d'affirmer que cette introduction soit toujours facile, plus facile même que celle de la sonde courbe : l'un et l'autre de ces instrumens ont des avantages qui leur sont propres, et dont on peut tirer parti. Si, par exemple, la sonde courbe ne pouvait franchir un obstacle situé dans la portion droite du canal, il serait possible que l'on pût y parvenir avec la sonde droite. A la courbure du canal, au contraire, la sonde courbe aurait, pour l'ordinaire, un avantage marqué.

On reconnaît à l'urètre trois portions distinctes, la prostatique, la membraneuse et la spongieuse. La plus voisine de la vessie a reçu le nom de *prostatique ;* elle se dirige d'arrière en avant, de haut en bas, et traverse le tiers supérieur de la prostate ; sa longueur peut varier, au dire des auteurs, depuis 8 lignes jusqu'à 18.

Suivant MM. Lisfranc et Amussat, la prostate ne forme point ordinairement un anneau complet autour de cette région de l'urètre, qui n'est embrassé à sa partie supérieure que par des fibres musculaires, et se trouve fixé au pubis par l'aponévrose recto-vésicale. La prostate forme une éminence derrière l'orifice des canaux éjaculateurs, d'où résulte un bourrelet transversal qui peut opposer une grande résistance au passage de la sonde, surtout de la sonde droite.

La seconde portion, appelée *membraneuse,* s'étend du sommet de la prostate au bulbe ; elle se dirige d'abord, comme la précédente, obliquement de haut en bas et d'arrière en avant, puis de bas en haut, de manière à former une courbe à concavité supérieure. Sa longueur varie de 7 à 12 lignes à la paroi supérieure. La portion membraneuse répond en haut à la partie inférieure de la symphyse des pubis ; sur les côtés, à quelques fibres du releveur de l'anus, qui servent à la fixer, et aux racines des corps caverneux. Inférieurement elle est séparée du rectum par un tissu cellulaire graisseux, plus en avant elle répond aux glandes de Cooper. Bien que cette région de l'urètre soit fortifiée par deux plans de fibres, cependant elle est plus souvent que toute autre percée par le bec des sondes, ce que l'on doit peut-être moins attribuer au peu de résistance de ses parois qu'à sa position, à sa courbure et à son diamètre moindre.

La troisième portion de l'urètre, nommée *spongieuse*, s'étend depuis un renflement pyriforme que présente le commencement du tissu spongieux jusqu'à un autre renflement qui constitue le gland. Le bulbe, situé au-devant du rectum, est recouvert par le muscle bulbo-caverneux et les glandes de Cooper, et répond sur les côtés aux racines des corps caverneux; il offre en haut une gouttière dans laquelle est reçu l'urètre. Le reste de la portion spongieuse, embrassé supérieurement par les corps caverneux, est en rapport inférieurement avec la cloison des dartos, puis avec la peau de la verge. Le tissu spongieux, regardé comme vasculaire par la plupart des anatomistes, a donné son nom à cette portion de l'urètre; il embrasse toute la circonférence du canal; mais il est plus abondant à la partie inférieure qu'il ne l'est sous les corps caverneux.

M. E. Home pense, d'après les recherches de M. Bauer, qu'il existe entre la membrane muqueuse et le corps spongieux un plan de fibres musculaires longitudinales très-mince. La réaction qu'exerce l'urètre sur les corps solides ou liquides qui le traversent, le rapprochement habituel des parois de ce canal, la diminution très-grande du jet de l'urine après la section de la verge, phénomènes regardés par les uns comme la preuve de l'existence de fibres musculaires, ne sont, suivant les autres, que le résultat de l'élasticité.

On remarque à l'intérieur du canal de l'urètre deux lignes blanchâtres qui parcourent toute son étendue, et vont se terminer à une saillie oblongue, continue en arrière avec la luette urétrale. Cette saillie porte le nom de *vérumontanum;* sur ses côtés existent deux enfoncemens dans lesquels les becs des sondes, surtout des sondes droites, tendent à s'égarer. M. Lisfranc a rencontré deux fois un sinus assez large au-devant du vérumontanum.

L'urètre n'a pas le même diamètre dans toute sa longueur; tous les anatomistes sont d'accord à cet égard; mais s'il s'agit de fixer ce diamètre dans les différentes portions du canal, les évaluations présentent entre elles des différences marquées, ce que l'on doit attribuer à la difficulté de prendre des mesures exactes, à l'état si fréquent de maladie et à une foule d'autres circonstances. Il résulte cependant de ces divers calculs un fait important : c'est que l'orifice de l'urètre, qui a de 2 lignes ½ à 3 lignes de diamètre, est l'endroit le plus étroit de ce canal.

Sur la femme, le canal de l'urètre est long de 10 à 13 lignes, sa largeur est de 6 à 8 lignes, et ce diamètre est encore susceptible d'augmentation. L'urine n'étant pas obligée de traverser comme dans l'homme un passage long et étroit, entraîne plus facilement les petits corps étrangers qui pourraient déterminer la formation de calculs, et les graviers qui descendent des reins ou se forment dans la vessie : aussi la femme est-elle bien moins que l'homme sujette à la pierre ; le peu de longueur du canal, sa largeur et son extensibilité permettent en outre l'application plus facile des instrumens propres à la destruction et à l'extraction des calculs urinaires.

CHAPITRE II.

DES CALCULS URINAIRES, LEUR COMPOSITION CHIMIQUE, LEURS CARACTÈRES PHYSIQUES, LEUR FRÉQUENCE, etc.

Les premières connaissances exactes sur la nature des calculs datent de l'année 1776, époque à laquelle Schéele découvrit l'acide lithique ou urique : jusqu'alors la chimie, encore dans l'enfance, manquant de méthodes d'analyse, n'avait produit que des erreurs. Cependant Schéele s'arrêta dès le premier pas dans le sentier qui s'ouvrait devant lui et qui pouvait le conduire à un vaste champ de découvertes ; tous les calculs pour lui furent de l'acide lithique, et les caractères physiques qui distinguent ces concrétions ne lui firent soupçonner aucune différence dans leur composition chimique. Bergmann, Pearson et quelques chimistes encore ont démontré depuis, dans les pierres urinaires, l'existence de plusieurs autres substances ; mais c'est principalement aux immenses recherches de MM. Fourcroy et Vauquelin, et aux travaux de M. Wollaston qu'est dû l'ensemble des connaissances que nous possédons sur ce sujet.

Les matières que laisse déposer l'urine peuvent, d'après le docteur Prout, être divisées en trois classes, 1°. sédimens pulvérulens ; 2°. sédimens cristallisés ou gravelle ; 3°. concrétions solides ou calculs formés par l'agrégation de ces dépôts urinaires.

Les sédimens pulvérulens amorphes existent dans l'urine à l'état de dissolution avant son évacuation ; ce n'est ordinairement qu'après que ce liquide est refroidi qu'ils se précipitent. Le plus souvent ces dépôts sont rougeâtres ou briquetés, et formés d'urate d'ammoniaque, de soude et de chaux. La seconde espèce de sédimens est blanchâtre ; le phosphate de chaux, le phosphate ammoniaco - magnésien les composent. L'examen des sédimens peut faire préjuger la

prédominance d'un sel dans l'urine , et la composition probable d'un calcul qui se serait formé
dans la vessie.

Sédimens cristallisés ou graviers. Ils sont disposés en petits cristaux anguleux comme les sédimens pulvérulens ; ils sont tantôt rougeâtres et
composés d'acide urique, et, suivant M. Berzelius, d'urate d'ammoniaque ; tantôt blanchâtres
et formés de phosphate triple de magnésie et
d'ammoniaque. Quelquefois enfin ils présentent une couleur verdâtre ou noirâtre due à la
présence de l'oxalate de chaux.

Concrétions solides ou calculs urinaires. Sous
l'influence de causes diverses dont le mode d'action est encore loin de nous être bien connu , les
sédimens dont on vient de parler déterminent,
par leur agglomération , des masses solides que
l'on a nommées *calculs urinaires.* Ces calculs
sont formés, 1°. d'acide urique , 2°. d'urate d'ammoniaque , 3°. de phosphate de chaux, 4°. de
phosphate ammoniaco-magnésien , 5°. d'oxalate
de chaux, 6°. de carbonate de chaux, 7°. de silice,
8°. d'oxide cystique , 9°. de phosphate de fer,
de magnésie, de carbonate de magnésie, d'urate
de soude ; 10°. d'oxide xanthique , 11°. de mucus,
et 12°. de matière fibrineuse. Ces substances se
trouvent, dans les calculs, ou isolées , ou combi-
nées en nombre et en proportions diverses.

Le tableau suivant , publié par le docteur

Prout (1), montre dans quelle proportion les différens sels entrent dans la composition des calculs.

CARACTÈRES généraux.	ESPÈCES PARTICULIÈRES.	Hunteria-museum. M. *Brande.*	Norwich. Doct. *Marcet.*	Hôpital de Guy. Doct. *Marcet.*	Manchester. Doct. *Henry.*	Eristol. M. *Smith.*	TOTAUX particuliers.	TOTAUX généraux.
Acide lithique.	presque pur..............	16	66	16			98	
	mêlé avec un peu d'oxalate de chaux..........	—	—	6	71	74	6	294
	mêlé avec un peu de phosphate..............	45	—	—			45	
Muraux.'.......	ou oxalate de chaux....	6	41	22	13	33	113	113
Oxide cystique..		—	—	1	2	—	3	3
Phosphates.	presque pur..............	12	—	—	4	—	16	
	mêlé avec une petite proportion d'acide lithique.	66	—	—	18	—	81	
	phosphate de chaux presque pur..............	—	4	3	—	1	8	202
	phosphate triple presque pur.	—	—	2	—	1	3	
	fusibles ou calculs mixtes.	—	49	24	—	18	91	
Calculs alternans.	acide lithique et mural..	—	15	—	—	—	15	
	mural et lithique........	—	—	—	11	29	40	
	lithique et phosphate....	—	—	—	39	12	51	
	mural et phosphates.....	—	1	—	16	32	49	
	lithique, mural et phosphates..............	—	—	—	—	—	—	
	mural, lithique et phosphates..............	5	—	—	7	—	12	186
	fusible et lithique.......	—	1	—	—	—	1	
	fusible et mural........	—	2	—	—	—	2	
	composition non mentionnée..............	—	—	6	—	10	16	
Calculs composés.	mélange non mentionné..		2	7	8	8	25	25
		150	181	87	187	218		823

Les calculs urinaires peuvent être divisés en plusieurs classes, d'après leur composition chi-

---

(1) *Voyez* l'ouvrage publié par ce médecin, *Traité de la Gravelle, du Calcul Vésical et des autres maladies qui se rattachent à un dérangement des fonctions des organes urinaires;* par W. Prout, traduit de l'anglais, avec des notes, par Ch. L. Mourgué. *Paris,* 1823. in-8°., fig.

mique et l'action que les réactifs exercent sur eux.
Une telle division est également basée sur leurs
caractères physiques , puisque ces caractères
varient en raison des sels qui les forment. Ainsi,
les calculs sont simples , ou à-peu-près simples,
et composés. Parmi les calculs simples, les uns
sont dissous par les alcalis, d'autres sont solubles
dans les acides, quelques-uns sont attaqués par
les acides et les alcalis ; il en est enfin qui sont
insolubles, ou qui, sous le rapport pratique, doivent être maintenant regardés comme tels.

CALCULS SOLUBLES DANS LES ALCALIS. Ils sont
bruns , jaunes ou *jaunâtres,* et composés d'acide
urique ou d'urate d'ammoniaque.

Calculs d'acide urique ou *lithique.* D'après la
table ci-dessus, on voit que ce sel forme plus du
tiers du nombre total ; il existe en outre sous
forme de noyau, et sans mélange, au centre de
la plupart des pierres urinaires, quelle que soit
d'ailleurs leur composition.

Les calculs d'acide urique pur ou presque
pur sont susceptibles d'acquérir le volume d'un
œuf de poule , dont ils affectent la forme , avec
cette différence qu'ils sont aplatis sur deux
faces. En général, ils se rapprochent de la couleur de l'acajou, et présentent plus de dureté
lorsque le sel est exempt de mélange. Leur den-
sité va en augmentant de la circonférence vers
le centre. Ils sont disposés à l'intérieur par lames

distinctes, et présentent des stries variables. Ils
se brisent en fragmens plus ou moins gros par
une percussion un peu violente, mais ne se pulvérisent que difficilement.

Il suffit, pour reconnaître la nature d'un calcul
formé d'acide urique d'en détacher un fragment et
de l'exposer à la flamme excitée par le chalumeau.
Il devient noir, répand une forte odeur, et se con-
sume en laissant un peu de cendre blanche. Si l'on
met un petit fragment dans une capsule, si l'on
verse dessus quelques gouttes de potasse caustique, aussitôt qu'il est placé sur la flamme d'une
lampe, il se dissout en laissant un résidu blanc.
Enfin, si l'on verse quelques gouttes d'acide nitrique sur des parcelles de ce calcul, la dissolution
est opérée : faisant évaporer, on obtient un résidu
de couleur carmin. *Les calculs d'acide urique
soumis pendant un ou deux jours à l'action d'une
lessive alcaline assez faible pour pouvoir être
supportée dans la bouche, se dissolvent.*

Calculs formés par l'urate d'ammoniaque.
Cette espèce, admise par un certain nombre de
chimistes, parmi lesquels on peut citer M. Vauquelin et le docteur Prout, n'est point reconnue
par MM. Brande, Marcet et Wollaston. Plus
friables que les précédens, ces calculs sont d'un
jaune d'autant plus clair que l'acide urique
est mélangé avec une plus grande quantité
d'ammoniaque. Ils acquièrent en général un

volume moindre que les concrétions d'acide urique pur. Comme l'acide urique, l'urate d'ammoniaque se dissout dans la potasse ou la soude caustique, mais en répandant des vapeurs ammoniacales.

CALCULS SOLUBLES DANS QUELQUES ACIDES SEULEMENT. Ces calculs sont *blanchâtres, blancs* ou *d'un gris blanc ;* ils sont formés de *phosphate de chaux,* de *phosphate ammoniaco-magnésien,* ou du mélange de ces deux sels.

Phosphate de chaux. Les calculs formés entièrement par ce sel sont très-rares, bien qu'on le rencontre dans un grand nombre. Les caractères que leur assigne M. Wollaston sont les suivans : leur couleur est grisâtre ; ils sont polis à l'extérieur ; à l'intérieur, disposés en lames régulières qui ont entre elles très-peu d'adhérence et peuvent se séparer facilement. Pulvérisé, ce calcul se dissout dans les acides nitrique et muriatique étendus ; l'oxalate de chaux forme dans la liqueur un précipité insoluble. Exposé à l'influence du chalumeau, il noircit d'abord, puis devient extrêmement blanc, et ne se fond qu'à la plus grande chaleur que puisse produire la flamme.

Calculs formés de phosphate ammoniaco-magnésien. Il est extrêmement rare de trouver des calculs entièrement formés de ce sel, mais souvent il domine d'une manière tranchée. Ces calculs sont ovalaires, blancs, demi-transparens, vitrifiables par une forte chaleur; ils sont moins durs, moins pesans, plus friables que ceux d'acide urique; ils sont solubles dans les acides.

Le phosphate ammoniaco-magnésien, combiné avec le phosphate de chaux, forme le *calcul fusible* qui, suivant le docteur Marcet, est le plus fréquent après celui d'acide lithique. Il est plus blanc et moins consistant que les calculs des autres espèces; il ressemble à une masse de chaux d'apparence spongieuse et très-fragile, blanchissant la main qui le touche, ou bien il se sépare en lames dont les intervalles offrent des cristaux formés de phosphate ammoniaco-magnésien. Le calcul fusible acquiert souvent un volume énorme. Il se moule sur la vessie contractée, ce qui parfois donne lieu à la formation d'un pédoncule pyriforme dû à la pression du col de cet organe. (Marcet, *on Calculous disorders.*)

Le calcul fusible a beaucoup de tendance à se former autour des corps étrangers qui tombent dans la vessie; comme le calcul triple et plus promptement encore, il se fond et se vitrifie quand on l'expose à la flamme du chalumeau; mais son degré de fusibilité peut varier en raison des proportions des deux phosphates qui le forment, et de l'acide urique avec lequel il est ordinairement mêlé en petite quantité. *Le calcul fusible est dissous à la longue par l'acide hy-dro-chlorique très-étendu.*

CALCULS SOLUBLES DANS LES ALCALIS ET LES ACI-DES. Ils sont au nombre de deux et ne se rencontrent que très-rarement; on ne peut leur assigner de caractère physique commun. L'oxide cystique et l'oxide xanthique les forment.

Calcul d'oxide cystique. Découvert par M. Wollaston, qui l'a rencontré deux fois ; il s'est présenté depuis trois fois au docteur Marcet. Il a quelque ressemblance avec le calcul de phosphate ammoniaco - magnésien , mais il est plus dur et moins volumineux; il est jaune, brillant, demi - transparent. A l'intérieur, il ne forme point de couches, mais une masse confusément cristallisée. Ce sel a été regardé comme un oxide parce qu'il contient une petite quantité d'oxigène, et parce qu'il a de la tendance à s'unir avec les alcalis et les acides. La facilité avec laquelle les réactifs le dissolvent suffirait pour le faire reconnaître , si ses caractères physiques n'étaient pas plus que suffisans.

Oxide xanthique. Ce calcul, ainsi appelé parce qu'il prend une couleur jaune lorsqu'il est traité par l'acide nitrique, a été découvert par M. Marcet, et n'a jamais été vu qu'une fois. Il est lisse , rougeâtre à l'extérieur, compacte, disposé en lamelles à l'intérieur; il est soluble dans les alcalis et les acides , mais bien plus dans les alcalis : cette différence et l'action de l'acide nitrique sur lui suffisent pour le faire distinguer.

CALCULS INSOLUBLES OU QUI, SOUS LE RAPPORT PRATIQUE, DOIVENT ÊTRE REGARDÉS COMME TELS. Ces calculs, au nombre de deux, sont formés par l'oxalate de chaux et par la silice. Ils sont plus denses, plus résistans qu'aucune autre concrétion urinaire, et présentent par conséquent aussi plus de résistance aux agens mécaniques : ils sont ordinairement noirâtres.

Calculs d'oxalate de chaux. Après l'acide urique et les phosphates, ce sel forme le plus grand nombre des pierres urinaires, ainsi qu'on peut le voir par le tableau. On a nommé *mûral* cette espèce de calcul, parce qu'il est mamelonné comme une mûre : cependant ce caractère n'est pas constant ; quelquefois il est lisse à sa surface et peu coloré. A l'intérieur il est disposé par couches ondulées; sa dureté est extrême. L'oxalate de chaux, exposé à la chaleur, se boursoufle et se répand en une sorte d'efflorescence qui, mise en contact avec le sirop de violette, le verdit et rougit le curcuma. Ce phénomène est dû à la formation de chaux caustique mise à nu par la destruction de l'acide oxalique par la chaleur. Pulvérisé, traité par les acides nitrique et muriatique *et chauffé,* l'oxalate de chaux se dissout.

Calculs formés de silice. Ils sont extrêmement

rares ; ils ont de la ressemblance avec les calculs d'oxalate de chaux, mais ils ne se calcinent
pas comme eux. Fusibles avec les alcalis et formant du verre ; solubles peut-être dans l'acide
fluorique.

Il est encore un autre calcul simple : c'est le
fibrineux, qui n'a été rencontré qu'une seule fois
par M. Astley Cooper, et qui fut analysé par
M. Marcet. Sphérique, de la grosseur d'un pois,
jaune-brunâtre, semblable à de la cire, il est
soluble dans les alcalis et les acides, *mais à
l'aide de la chaleur*. Ses caractères se rapportent en tout à ceux de la fibrine.

CALCULS COMPOSÉS DE DIFFÉRENTES SUBSTANCES.
On peut voir, d'après le tableau, quelle est la
fréquence proportionnelle de ces calculs, et quels
sont les sels qui ont le plus de tendance à s'unir
les uns avec les autres. Les calculs composés ont
des caractères physiques variables, suivant la
prédominance de telle ou telle substance. Tantôt
ils sont formés de couches de nature distincte, et
sont nommés *alternans ;* tantôt, mais plus rarement, les différentes substances sont unies sans
ordre et confusément : alors on les nomme
mixtes.

Calculs alternans solubles. Les calculs qui
ne contiennent pas d'oxalate de chaux et qui
sont composés de calcul fusible et d'acide lithique, d'acide lithique et de phosphate, sont dans

ce cas ; ils forment plus du tiers des calculs alternans ; leurs caractères physiques varient et se
rapportent à ceux de l'acide urique ou des phosphates, suivant que ces différens sels entrent en
plus grande proportion dans leur composition.
Le plus souvent ils sont formés d'un noyau d'a-
cide lithique, et, à l'extérieur, d'une couche de
calcul fusible : dans ce cas, ils acquièrent souvent un volume considérable et revêtent la plupart des caractères appartenant au calcul fusible.

Les alcalis dissolvent le centre ou la circonférence de ces calculs, suivant la position de
l'acide urique. L'acide nitrique pourra les dissoudre en entier : cependant, par ce réactif, la
dissolution des phosphates sera opérée beaucoup
plus tôt que celle de l'acide urique.

Calculs alternans insolubles dans la vessie.
Cette classe comprend tous les calculs qui contiennent de l'oxalate de chaux. Quelques-uns
peuvent acquérir un volume considérable, par
exemple, lorsqu'ils sont composés d'un noyau de
calcul mûral enveloppé de calcul fusible. Lorsqu'ils sont formés par l'acide lithique et l'oxalate
de chaux, ils ont plus de dureté et de pesanteur,
mais sont moins volumineux. On peut voir, par
le tableau, que les deux tiers environ des calculs alternans contiennent de l'oxalate de chaux.

Dans les calculs où existent les phosphates,
on les trouve presque toujours à l'extérieur.

M. Prout a remarqué en effet que la précipitation des phosphates bien caractérisée n'est point
suivie d'autres dépôts calculeux.

Calcul mixte. On a donné ce nom à l'assemblage confus d'un nombre plus ou moins grand
des substances que nous avons étudiées. Mais le
plus souvent ce calcul mixte est le résultat d'un
mélange de lithate d'ammoniaque et de phosphates. Ordinairement très-dur, rarement disposé par lames, ses caractères varient comme
sa composition ; il n'est pas très-commun. Les
calculs mixtes doivent être solubles pour la
plupart, à moins que l'oxalate de chaux, ce qui
est assez rare, ne prédomine dans leur composition. Dans les autres cas, les réactifs, en sé-
parant le sel, pour lequel ils ont le plus d'affinité, ne peuvent-ils pas détruire la cohésion
du calcul et séparer ses molécules ?

Si les sels qui concourent à former les calculs
composés sont disposés par couches, il faut,
pour reconnaître leur nature, détacher de chacune quelques parcelles et les examiner successivement ; mais si le calcul est mixte, c'est-à-dire,
formé d'ingrédiens mêlés confusément, c'est,
suivant le docteur Marcet, par les résultats am-
bigus que donnent les divers réactifs que l'on
peut soupçonner sa nature, et c'est par une
combinaison convenable des méthodes propres
à chaque espèce de sel en particulier que l'on

peut reconnaître les ingrédiens divers. Les moyens d'analyse très-simples dont j'ai parlé, ainsi que les appareils nécessaires pour les exécuter, se trouvent décrits plus au long dans l'ouvrage du docteur Marcet.

Mucus. On trouve dans tous les calculs une assez grande proportion de matière animale qui paraît être du mucus de la vessie altéré. Cette matière lie entre elles toutes les parties salines, et joue un grand rôle dans leur agglomération. On observe parfois, entre les couches des calculs, des espaces vides qui, suivant Deschamps, sont dus au desséchement du mucus qui les liait entre elles. *Le mucus de la vessie est soluble dans les alcalis.* Une infusion de noix de galle sépare cette matière de l'urine, sous forme de flocons blancs.

Causes, formation des calculs. Ruisch, qui, par ses belles injections, transformait en tissu vasculaire toutes les parties du corps, admettait une continuation immédiate entre les vaisseaux sanguins et les conduits excréteurs : on voit en effet des injections, même assez grossières, passer des artères rénales dans les uretères; et cette transmission facile a fait dire à M. le professeur Richerand : « Que si jamais l'industrie humaine parvient à nous révéler le secret du mécanisme de nos sécrétions, il paraît probable que les reins fourniront la première solution du problême. » Cette assertion, qui semble probable, est une preuve nouvelle du mystère qui enveloppe les fonctions organiques. Sans doute les injections passant des artères dans les conduits excréteurs des reins, indiquent une communication facile; mais que l'on examine le fluide excrété, et l'on verra quels changemens étonnans, physiques et chimiques, il a subis, que d'élémens divers il peut contenir, que de qualités variables il peut prendre suivant les individus, et, chez les mêmes individus, suivant les habitudes, l'alimentation, les températures et une foule d'autres circonstances. Ces changemens divers sont importans à étudier pour arriver à la connaissance de la formation des calculs : c'est un sujet de recherches qui pourra conduire à d'importans résultats, et sur lequel MM. Wollaston, Prout, Magendie, ont déjà porté des regards investigateurs. Mais jusqu'ici la plupart des théories de la formation des calculs n'ont fourni que des opinions plus ou moins ingénieuses, et bien peu de faits satisfaisans. Les fonctions vitales, si changeantes, si mystérieuses, se prêtent mal aux systèmes chimiques exacts et invariables; et l'expérience de chaque jour nous prouve qu'il serait absurde de vouloir les soumettre rigoureusement aux mêmes explications.

Les conditions qui favorisent la formation des calculs sont naturelles ou acquises.

Il est impossible, en effet, de se refuser à
admettre une prédisposition à la maladie qui
nous occupe, lorsqu'on considère que, sur cent
mille individus soumis au même régime, il n'y
en a qu'un qui en soit atteint. (MARCET, *on Calculous disorders.*) Cette disposition est souvent
héréditaire, ainsi que de nombreux exemples le
prouvent d'une manière incontestable. Les conditions qui déterminent la précipitation des sels
de l'urine agissent de deux manières : 1°. directement sur les voies urinaires et physiquement :
tels sont les corps étrangers introduits dans la vessie par le canal de l'urètre, ce qui arrive le plus
souvent ou par une plaie, une perforation de la
vessie ; 2°. en modifiant d'une manière encore peu
connue l'organisation des reins et la sécrétion de
l'urine : telle est l'influence qu'exercent l'alimentation, le climat, le sexe, l'âge, la profession,
d'autres maladies, comme la goutte, la dyspepsie.
Le travail le plus remarquable que nous possé-
dions sur les rapports qui existent entre l'alimentation et la production des calculs, est celui de
M. Magendie. J'aurai plus tard l'occasion de
revenir sur les faits curieux desquels cet ingénieux physiologiste s'est appuyé pour démontrer
que la présence de l'acide lithique dans l'urine
est due en partie à l'usage des alimens qui contiennent de l'azote : cette opinion, cependant, il
ne prétend pas l'imposer comme démontrée ;

il a lui-même fourni contre sa théorie des objections qui prouvent que les conditions qui favorisent la formation de la pierre (si l'on en excepte
toutefois les corps étrangers introduits dans les
voies urinaires) sont ordinairement impuissantes
sur les individus qui n'ont point de prédisposition
naturelle. La pierre est, dit-on, moins fréquente
dans le Nord et entre les tropiques que dans les
contrées qui sont à la fois froides et humides.
Quelques pays, assure-t-on, tels que Genève,
le Hanovre, quelques provinces des bords du
Rhin, les Indes orientales, en sont tout-à-fait
exempts. L'adolescence et la première moitié de
l'âge adulte sont moins exposées à cette maladie
que les autres périodes de la vie, et surtout que
l'enfance ; les militaires et les marins en sont
rarement atteints. On aurait tort cependant de
vouloir trop généraliser ces assertions : si les
calculs se voient plus souvent dans nos climats
que vers le Midi ou dans le Nord, cela ne
tient-il pas à ce que, dans les régions tem-
pérées, la population est plus nombreuse et
les chirurgiens instruits plus généralement ré-
pandus. La pierre est, dans tous les pays, un
motif d'exemption du service militaire, et de
plus, les hommes n'exercent la profession des
armes que dans l'adolescence et la première partie de l'âge adulte, c'est-à-dire, aux époques où
les affections calculeuses sont plus rares. Les

femmes sont bien moins que les hommes sujettes à la formation de la pierre, ce qui dépend non-seulement de la largeur et du peu de longueur de leur urètre, qui permet l'issue des graviers et des noyaux de calculs ; mais encore probablement de l'organisation des reins, qui, tout en les exposant moins à la formation de la pierre, les assujettit davantage au diabétès. J'ai dit que la pierre est plus commune dans l'enfance qu'aux autres époques de la vie ; on a remarqué en outre que les enfans pauvres et mal nourris y sont principalement sujets.

L'analyse des différentes collections d'Angleterre et de France à fait faire la remarque qu'il est des provinces dans lesquelles des calculs d'une certaine espèce prédominent, tandis que d'autres concrétions urinaires d'une nature différente ne se trouvent qu'en très-petit nombre. Bien qu'on n'ait pu se rendre compte jusqu'ici de ces particularités, cette observation et celles qui précèdent peuvent conduire à quelques notions importantes sur la formation des calculs, et les moyens de prévenir et de combattre cette maladie.

MM. Berzelius et Prout ont expliqué de deux manières différentes la précipitation de l'acide lithique qui se trouve dans la plupart des calculs, et forme ordinairement le noyau autour duquel se rassemblent les autres sels. Ces deux

chimistes se rapportent sur un point et diffèrent sur un autre. Tous deux attribuent la
précipitation de l'acide lithique à l'absence d'un
alcali assez abondant pour le saturer ; cet acide
et l'acide lactique étant les plus faibles de ceux
que contient l'urine et ayant moins d'affinité
pour les alcalis, restent sans combinaisons. Mais
M. Berzelius pense que cet acide lithique peut
exister à l'état libre dans l'urine, et que c'est à
lui qu'est due l'acidité de ce liquide et sa propriété de rougir le papier bleu lorsqu'il est récemment évacué ; il ne se précipite que lorsqu'il est en excès. M. Prout, au contraire, pense
que l'acide urique ne peut exister à l'état libre
dans l'urine, qu'il est toujours combiné avec
l'ammoniaque ; mais, comme il peut en être sé-
paré par les acides faibles, même le carbonique,
il a beaucoup de tendance à se précipiter.

Le docteur Prout a encore expliqué d'une
autre manière la déposition de l'acide lithique
et la formation des graviers. « Le rein, dit-il,
est formé par l'assemblage de petits reins, si
l'on peut se servir de cette expression, ayant
chacun une organisation qui leur est propre,
et en vertu de laquelle chacun d'eux peut être
lésé indépendamment des autres. Supposons
maintenant qu'un ou plusieurs de ces petits reins
soient beaucoup plus affectés que les autres, et
qu'ils sécrètent très-peu d'eau et une grande

proportion d'acide lithique : on doit supposer
que dans un cas semblable cet acide se présentera sous la forme demi-fluide ou à l'état d'hy-
drate, et bientôt n'offrira plus qu'une réunion
de petits cristaux peu adhérens entre eux » (1).
Cette explication, bien qu'hypothétique, n'est pas
entièrement dénuée de fondement quant à l'a-
cide lithique ; mais on ne peut l'admettre quand
il s'agit de l'oxalate de chaux et de l'oxide cystique. La sécrétion plus ou moins abondante de
l'eau par le rein ne saurait déterminer la précipitation de substances qui n'entrent pas ordinairement dans la composition de l'urine. L'acide
oxalique et l'oxide cystique sont-ils le produit
accidentel de la sécrétion rénale, ou arrivent-ils
accidentellement à cet organe avec le sang? C'est
ce que nous ignorons encore ; mais de quelque
manière qu'ils y soient développés, on conçoit
facilement que l'oxalate de chaux étant insoluble
il doit se précipiter au moment de sa formation.
Pour expliquer la précipitation des phosphates,
on a raisonné d'une autre manière. On savait par
l'analyse que, dans l'urine saine et récemment
évacuée, les sels terreux sont tenus en dissolution
par les acides phosphorique et lactique ; mais que
si on abandonne l'urine à elle-même pendant un
jour ou deux, il se développe une certaine quan-

---

(1) PROUT, *Traité de la Gravelle*, p. 255, trad. franç.

tité d'ammoniaque qui neutralise en s'y unissant toute portion d'acide non combinée, et détermine la précipitation du phosphate de chaux et du phosphate ammoniaco-magnésien. On supposa que dans la vessie les choses se passent de la même manière, et que la présence d'un corps étranger, d'un gravier, d'une sonde, gênant l'excrétion de l'urine, occasione sa décomposition et la précipitation des phosphates. Cette explication, proposée par le docteur Marcet (1), est combattue par M. Prout, qui objecte avec raison que s'il en était ainsi, les calculs devraient tous être encroûtés de phosphate de chaux. Ce médecin croit pouvoir attribuer la précipitation des sels terreux à la diminution ou à la suspension de la vertu acidifiante du rein, ainsi qu'à la formation d'une quantité plus grande de matières alcalines, telles que l'urée, la chaux et la magnésie (2). Mais ne pourrait-on pas rappeler au docteur Prout que les phosphates ne peuvent être regardés comme primitifs, et que, d'après son hypothèse, si leur formation dépendait d'une affection des reins, ils devraient se concréter dans cet organe : cependant il est extrê-

---

(1) MARCET, *Essai sur les Affections calculeuses*, pag. 144, trad. franç.

(2) PROUT, *Traité de la Gravelle*, pag. 220, trad. franç.

mement rare de rencontrer des calculs rénaux formés de phosphates terreux.

Quelque différence que l'on observe dans la composition et les caractères physiques des calculs urinaires, les substances élémentaires qui les forment peuvent, suivant le docteur Prout, se réduire à quatre, qui sont : 1°. *l'acide lithique et ses composés ;* 2°. *l'oxalate de chaux;* 3°. *l'oxide cystique ;* 4°. *les phosphates.* La disposition à la formation de ces quatre concrétions forme quatre diathèses distinctes. L'acide lithique, l'oxalate de chaux et l'oxide cystique sont engendrés par les reins, du moins on le suppose, parce que les noyaux de calculs sont toujours formés par l'une de ces substances. Quant aux phosphates, ils forment rarement des calculs entiers, et ils se déposent ordinairement autour d'un gravier d'acide urique, d'oxalate de chaux, ou bien autour d'un corps étranger tombé dans la vessie. Mais quand une fois les phosphates ont commencé à se déposer, il est rare qu'ils se laissent revêtir par une ou plusieurs couches d'un autre sel. On a rarement vu des calculs de phosphate de chaux se développer dans le rein; et alors même ils contenaient un noyau d'acide lithique ou d'oxalate de chaux, ce qui tendrait à faire croire que la diathèse phosphatique n'est jamais que secondaire, et qu'elle est toujours précédée par une diathèse lithique ou oxalique.

J'ai insisté sur les causes apparentes des calculs et les opinions émises sur leur mode de formation, parce que le traitement par les dissolvans, destiné, sinon à détruire les calculs déjà formés, du moins à prévenir leur formation première, leur accroissement ou leur retour, ne peut être raisonnablement assis que sur ces notions, tout incomplètes qu'elles sont encore.

L'augmentation de volume par la déposition de nouvelles couches salines n'est pas le seul changement que le calcul puisse éprouver dans la vessie. Lorsque les urines deviennent plus aqueuses par l'effet des boissons ou de la disposition particulière des reins, dans le diabétès, par exemple, la pierre peut perdre de sa grosseur. Quelquefois les calculs se fendent naturellement peu à peu, et se séparent en plusieurs fragmens. « Des crevasses assez profondes, dit Deschamps, se forment parfois dans l'épaisseur du calcul, qui ne se rompt pas; mais les couches superficielles éclatent facilement dans la vessie sans être exposées à l'action des agens extérieurs, et les malades rendent des portions assez étendues de ces pierres sous la forme de fragmens d'écorce blanche » (1).

Quelques auteurs, tels que Heister (2) et

---

(1) DESCHAMPS, *Traité de la Taille*, t. 1, p. 112.
(2) HEISTER, *Diss. Obs. medic, miscel.*

Camper (1), avaient déjà rapporté des exemples de rupture spontanée des calculs dans la vessie. Dodonæus (2) parle d'un homme qui, après avoir bu copieusement du vin du Rhin, rendit des fragmens de pierre. Quelque temps après, il fut opéré par Vésale, qui lui retira plusieurs morceaux de calcul quadrangulaires et à surfaces plates. M. J. Cloquet a donné lecture, à l'Académie de Chirurgie, d'un Mémoire extrêmement curieux, qui me paraît devoir jeter un grand jour sur les ruptures spontanées des pierres vésicales, et sur un grand nombre de changemens qu'elles peuvent subir dans la vessie.

Ces ruptures des calculs dans la vessie ont eu lieu parfois sans qu'on pût les attribuer à aucune cause; d'autres fois ce phénomène s'est produit pendant que le malade était soumis à l'usage de boissons dissolvantes, et dans ce cas, on n'a pas manqué d'attribuer cette séparation à l'usage des remèdes : nous verrons plus tard ce que l'on doit en penser.

Situation, nombre. Les calculs urinaires se forment dans les reins, les uretères, la vessie, la prostate, l'urètre, ou entre le gland et le pré-

----

(1) Camper, *Observat. circa mutationes calculorum in vesicâ.*

(2) Dodonæus, *Medicinalium Observ. exempla rara,* chap. XLIII.

puce. Leur forme varie suivant qu'ils se sont développés dans telle ou telle de ces parties. Les calculs rénaux sont situés dans les calices ou le bassinet; ils ressemblent à des madrépores, ce qui les a fait nommer *calculs coralliformes.* Les calculs vésicaux présentent, sous le rapport de leur grosseur et de leur forme, des différences que j'ai indiquées en parlant des diverses espèces de calcul, et sur lesquelles je ne reviendrai point. Le plus souvent il n'existe dans la vessie qu'un seul calcul, surtout quand son volume est considérable : cependant il peut s'en trouver plusieurs à la fois, et alors ils sont ordinairement lisses à leur surface : on en a rencontré jusqu'à trois cents.

Le plus souvent les pierres sont mobiles dans la vessie ; d'autres fois elles sont fixes dans une portion quelconque de cet organe, et retenues de diverses manières ; ou bien elles se trouvent saisies entre les replis de la vessie, mais non invariablement, en sorte que la même pierre peut être tantôt fixe, tantôt mobile, et donner lieu à des symptômes qui peuvent reparaître et cesser tour-à-tour; ou bien encore le calcul est placé entre les membranes de la vessie, dans un véritable kyste, qui ne communique point avec la cavité de l'organe. D'autres fois les pierres sont reçues ou se développent dans des cellules formées par la membrane muqueuse poussée entre les fibres musculaires écartées : on les nomme alors *enchatonnées*. Ainsi enveloppées par une cellule dont ordinairement l'ouverture est moins large que le fond, la pierre ne montre dans la vessie qu'une portion de sa surface ; elle peut, dans cet état, contracter des adhérences avec la membrane muqueuse. Dans le cystocèle, on rencontre souvent un ou plusieurs calculs qui sont également fixes et comme enchatonnés. Lorsque des fistules urinaires existent depuis long-temps, il n'est pas rare de voir s'y former des concrétions ; quelquefois même l'irritation causée par le calcul donne lieu à ces fistules. Enfin, lorsque la vessie est partagée en deux ou trois portions par des cloisons intérieures, la pierre, retenue dans un des lobes, peut n'être pas atteinte par la sonde. Toutes les circonstances que l'on vient de lire sont importantes à connaître, en ce qu'elles peuvent influer puissamment sur les résultats du traitement.

Les calculs de l'urètre sont ordinairement formés primitivement par un gravier qui s'y engage et s'y développe ; il existe communément un canal au centre ou sur la surface de la pierre pour le passage de l'urine, lorsque le volume de ce corps est considérable.

Les calculs de la prostate sont ordinairement petits, de la grosseur d'un pois, et composés de phosphate de chaux coloré par la matière que sécrète la glande : ces calculs sont tantôt renfermés ensemble dans un kyste, et tantôt contenus dans autant de cellules séparées ; ils gênent plus ou moins l'excrétion de l'urine : cependant ils peuvent exister sans que leur présence soit décélée par aucun phénomène particulier. Quelques auteurs pensent que des graviers venus de la vessie s'insinuent dans le corps glanduleux ; d'autres croient avec plus de raison, ce me semble, qu'ils s'y forment primitivement. En effet, les graviers de la vessie ne sont jamais formés de phosphate de chaux, et cependant ce sel constitue le plus souvent les calculs prostatiques.

CHAPITRE III.

Diagnostic.

Il est difficile d'obtenir une certitude sur l'existence de calculs dans les reins et les uretères. On a vu ces organes remplis de pierres sans que les malades eussent ressenti la plus légère douleur, et sans qu'on eût soupçonné cette affection pendant la vie : et d'autres fois tous les symptômes d'une affection calculeuse viennent s'offrir sans qu'il existe de calcul. L'issue de graviers par le canal de l'urètre, jointe aux signes de la néphrite, peut seule fournir une certitude à cet égard. Cependant l'absence de cet indice ne devrait pas empêcher de chercher à combat-

tre la diathèse calculeuse que l'on soupçonne-
rait.

Quelquefois des calculs contenus dans la vessie ne produisent aucun phénomène qui dénote
leur présence ; dans ce cas, ordinairement ils
sont petits, lisses ou immobiles; mais le plus
souvent une série de symptômes accompagne
leur existence.

Une douleur, tantôt vive et insupportable,
tantôt sourde et gravative, se fait sentir dans
toute l'étendue de la vessie et le trajet des uretères ; elle augmente surtout dans les mouvemens brusques du corps qui peuvent donner
lieu aux frottemens de la pierre, et après l'évacuation de l'urine, qui rend le contact plus immédiat. La sécrétion abondante de mucosités,
nuisible en ce qu'elle favorise l'accroissement du
calcul, rend cependant la douleur moins vive.

Les calculeux éprouvent un besoin fréquent
d'uriner ; mais souvent l'issue de l'urine est brus-
quement interrompue une ou plusieurs fois avant
que l'évacuation soit complète : cette interruption est produite par la pierre, qui vient se placer sur l'orifice de la vessie.

Quelques malades ne peuvent uriner que dans
certaines positions, parfois très-singulières. Les
enfans exercent ordinairement sur la verge des
tractions répétées et machinales : aussi la longueur du pénis est-elle un des indices secondaires

de la présence, à cet âge, d'un calcul dans la vessie. Lorsque la pierre s'engage dans le canal de l'urètre, une rétention complète d'urine se manifeste ; d'autres fois un symptôme tout-à-fait contraire, l'écoulement continuel de l'urine, peut en être le résultat; ce symptôme peut encore dépendre du volume de la pierre, qui remplit toute la capacité de la vessie.

L'urine continue quelquefois d'être limpide ; mais le plus souvent lorsque le calcul a séjourné dans la vessie pendant un certain temps, ce liquide devient sanguinolent; il contient du mucus en abondance, et même du pus. Les parois de la vessie, long-temps enflammées, s'épaississent et se racornissent; une série de phénomènes généraux, l'insomnie, la fièvre lente, vient ordinairement se joindre aux symptômes locaux et termine la vie du malade.

La réunion de tous les symptômes ci-dessus ne suffit pas pour engager le chirurgien à prononcer qu'il existe une pierre dans la vessie. En effet : le catarrhe est accompagné de douleur et de l'évacuation d'une urine muqueuse et purulente. Le spasme, des fongus de la vessie, peuvent produire la brusque interruption de l'écoulement de l'urine, etc. L'introduction du doigt dans le rectum chez l'homme, et dans le vagin chez la femme, donne rarement des résultats certains, et ne peut fournir que des

indices secondaires : cependant elle peut, ainsi
que l'observe M. le professeur Boyer, faire connaître la disposition du rectum, et la forme relative de la vessie. Le cathétérisme peut seul
fournir sur l'existence du calcul des signes à-
peu-près certains, et procurer des notions sur
sa forme et son volume.

Du Cathétérisme. Le plus souvent cette opération se fait avec une sonde d'argent creuse, et
ne présentant qu'une seule courbure. Le chirurgien couche le malade sur le dos, il enduit la
sonde d'huile ou de beurre ; placé au côté gauche
du malade, il saisit la verge avec la main gauche,
introduit la sonde lentement et avec précaution,
ayant soin, d'après le précepte de Ledran, de
mettre de l'harmonie entre la main droite qui
fait pénétrer la sonde dans l'urètre, et la main
gauche qui tire la verge sur la sonde. Il prendra
garde surtout de n'abaisser le pavillon que lentement, sans effort, et seulement lorsque le bec
sera parvenu sous la symphyse des pubis. Lorsque le bec de l'instrument approche du col de la
vessie, il faut observer attentivement si, au moment de son introduction, la sonde fait sentir un
léger choc ou un obstacle qui cède et fuit devant
elle. « Souvent en effet, lorsque la pierre est pe-
» tite, elle s'engage dans le col de la vessie : on
» peut alors la distinguer si l'on apporte une
» grande attention au moment où la sonde tra-

» verse cette partie ; mais si l'on néglige ce
» moment, la pierre est déplacée , elle nage au
» milieu de l'urine ou se porte vers quelque
» point de la vessie où il n'est pas toujours
» possible de l'atteindre. » (BOYER, *Traité des
Maladies chirurgicales*.)

Le plus souvent on reconnaît la présence du
calcul avec facilité. Mais d'autres fois on est obligé d'explorer avec la sonde toute l'étendue de la
vessie, de la porter dans toutes les directions,
de placer le malade debout ou dans diverses
positions, de le sonder lorsque la vessie est distendue par l'urine, par un liquide injecté arti-
ficiellement, ou lorsqu'elle est vide. Si les recherches variées de la sorte sont infructueuses,
et que cependant les signes rationnels indiquent
l'existence d'un calcul, le chirurgien devra re-
nouveler plusieurs fois ses tentatives, et toujours
avec précaution, pour ne pas blesser la vessie,
et il ne devrait point prononcer qu'il n'existe
pas de calcul, mais engager le malade à se faire
sonder par d'autres. Il se peut en effet que le
calcul soit très-petit et se dérobe au contact de
la sonde ; qu'il soit contenu dans les uretères ,
dans un kyste, et tout-à-fait inaccessible. Il peut
être enchatonné, renfermé dans une hernie de
vessie. D'un autre côté, on devra moins encore
prononcer à la légère qu'il existe un calcul : la
méprise, dans ce cas, serait funeste, surtout si ,

au lieu de tenter l'emploi des divers moyens d'extraire les calculs de la vessie, on en venait de suite à l'opération de la taille. Il se pourrait même que, malgré une attention scrupuleuse et répétée, on fût induit en erreur par un kyste osseux développé dans la vessie par la dégénérescence cartilagineuse ou squirrheuse des parois de l'organe, etc. (1).

Le cathétérisme peut encore fournir des données sur la situation, le nombre, le volume, la forme et la consistance des calculs; ces notions, bien qu'elles soient parfois inexactes, serviront à déterminer le chirurgien dans le choix des moyens à employer pour extraire les calculs de la vessie; car ces moyens sont variables suivant les dispositions physiques des calculs, et suivant un certain nombre de circonstances relatives au malade lui-même. Lorsque la pierre est volumineuse, de même que lorsqu'elle est un peu engagée dans le col de la vessie, elle est constamment en contact avec la sonde; mais dans le premier cas, on ne peut faire exécuter de mouvemens à l'instrument dans la vessie, tandis que dans le second on peut l'agiter dans tous les sens. Si la pierre est petite et mobile,

---

(1) Zacutus Lusitanus , *de Prax. medic.* , lib. ii, obs. 77.

Journal de Desault, vol. ii, pag. 125.

elle fuit au moindre choc de la sonde, qui ne l'atteint que par instant et dans divers points de la vessie. Si les mouvemens que l'on imprime à la sonde produisent une sorte de cliquetis, on peut supposer que la vessie contient plusieurs pierres. Un son clair et sec indique que le calcul est dur. Si, au contraire, sa mollesse est très-grande, il semble que l'instrument pénètre dans du sable mouillé.

Lorsque le bas-fond de la vessie est fort déprimé, il se peut que le bec de l'algalie passe au-dessus du calcul sans le toucher, et que les recherches soient vaines.

Deschamps dit que dans ce cas il est parvenu à reconnaître la présence de la pierre au moyen de la sonde en *S*. La sonde droite me semble bien préférable dans ce cas : en effet, le bec de l'instrument, après avoir franchi le col de la vessie, arrive directement sur le bas-fond de cet organe, et avertit de la présence du corps étranger : elle peut encore, bien mieux que la sonde courbe, déterminer son volume et sa forme; car les cercles plus ou moins étendus que décrit le bec de la sonde courbe, toujours difficiles à apprécier avec justesse, peuvent être une source d'erreur.

M. Gruithuisen, dont le nom reparaîtra plusieurs fois dans ce Mémoire, avait déjà (1) fait

______

(1) *Gazette de Saltzbourg*, en 1813.

sentir les avantages de la sonde droite pour le cathétérisme exploratif: « Avec une sonde droite, dit-il, on peut explorer tous les points de la vessie et calculer géométriquement la grandeur de la pierre, afin de régler d'après son diamètre l'étendue de l'incision, lorsqu'on fait l'opération de la taille. J'ai fait l'expérience que, même pendant l'érection, on peut introduire une sonde droite assez volumineuse, et que les mouvemens de cet instrument sont assez faciles pour pouvoir explorer tous les points de la vessie. Une sonde droite d'argent d'un pied ou un pied et demi de long, vaut infiniment mieux pour la recherche d'une pierre, que les sondes ordinaires, qui ne permettent que des mouvemens peu étendus. »

De la Sonde droite. Si les tentatives, peu nombreuses à la vérité, que l'on a faites pour parvenir à briser les calculs mécaniquement ont été toutes inutiles jusqu'à notre époque, on doit l'attribuer à la prévention que tous les hommes nourrissent contre des essais qu'ils se sont habitués à regarder comme impraticables, et plus encore à l'idée généralement admise que la sonde, pour pénétrer dans la vessie de l'homme, doit présenter une courbure plus ou moins marquée. Si cette courbure ne causait pas une difficulté insurmontable, ainsi que l'instrument de M. Eldgerton nous en fournira la preuve, elle rendait au moins le mécanisme plus compliqué;

plus difficile, et privait du moyen le plus puissant : je veux parler de la faculté d'imprimer un mouvement de rotation à la tige armée de dents qui agit sur le calcul. Il est donc important d'établir la question relative à l'emploi de la sonde droite, puisqu'elle forme la base des instrumens lithontripteurs. On lit dans l'ouvrage de Deschamps (1) : « A l'égard de la courbure des son-
» des, il paraît qu'elle a été universellement
» adoptée dès que l'on a connu celle de l'urètre.
» Celse s'exprime à ce sujet d'une manière po-
» sitive en disant : *incurvas paululum fistulas,*
» *sed magis in viris.* Galien et Albucasis ne se
» sont pas expliqué si clairement : ce dernier
» trace même la figure d'une sonde droite » (2).
Si l'on consulte les ouvrages cités, on verra qu'il y a quelque chose de vrai dans ce que dit Deschamps : c'est que Galien et Albucasis ne se sont point expliqué clairement. Après avoir parlé des causes de la rétention d'urine, principalement de celle qui est due à l'engagement d'un calcul dans *le canal* de l'urètre, et des moyens de la faire cesser, Albucasis ajoute : *Quod si his quæ diximus non est liberatur, oportet ut eductionem ejus moliaris, instrumento cathetere no-*

____

(1) *Traité historique et dogmatique de la Taille,* tom. 1ᵉʳ, pag. 220.

(2) ALBUCASIS, *de Chirurgiâ arab. et lat., edidit* J. CHANNING. *Oxonii,* 1778, pag. 276.

minato cujus est forma. (Voyez pl. 2, fig. 8). Ex argento conficitur ; sit vero tenue glabrum, concavum uti pennæ avis cannula radii gracilitate ; longum quasi spithama et dimidia, in cujus capite est infundibulum parvum.

Modus autem urinam per illud attrahendi est : ut sumas filum duplicatum cujus extremitati lanam vel gossypium alligabis ligatura validâ ; immitasque fili in catheteris inferius orificium et si quid lanæ superfluum sit ; forcipe abscindas adeo ut in cannulam intratâ lanâ eam sicut fibula obturet....... Albucasis dit qu'il faut graisser la cannule, et continue : *Tunc catheterem in urethram leniter imittas donec ad urethræ radicem pervenerit :* tum caput virgæ sursum versus umbilicum flecte ; *tum catheterem trudas introrsum donec intraverit, et prope sedem pervenerit ; et tunc inferne virgam vertas, et catheterem in illâ : tum trudas illum donec in vesicam advenerit, sentieritque infirmus illum jam in locum vacuum pervenisse. Hoc modo equidem fit operatio, quoniam meatus per quem emittitur urina inflectitur. Tum extrahe illum et urina effundetur, nec desines facere catheterem repetens donec cum illo vesica evacuetur et æger juvamen invenerit, si Deus volueri.*

On voit que, dans tout ce passage, il n'est pas dit un mot sur la direction de la sonde ; et si même on examine les préceptes que donne Al-

bucasis sur la manière de l'introduire, on sera porté à croire que la sonde dont il se servait était courbe. En effet, on ne saurait concilier ces préceptes avec l'emploi de la sonde droite, et on ne peut les rapporter qu'à l'introduction de la sonde courbe. Ce qu'il dit plus bas sur la courbure du canal, *meatus per quem emittitur urina inflectitur*, peut confirmer dans cette opinion. Mais quelle peut être la signification de ces mots : *tum caput virgæ sursum versus umbilicum flecte ?* Le chirurgien arabe a-t-il voulu indiquer le tour de maître, ou le conseil donné plus tard par Ledran, de pousser la verge sur la sonde en l'inclinant vers l'ombilic ? Quant à la figure de la sonde droite d'Albucasis, j'en ai donné le dessin exact d'après celui que j'ai trouvé dans les différentes éditions de cet auteur, et entr'autres dans celle de 1778, citée par Deschamps. Ce dessin est par trop informe pour que l'on puisse affirmer que ce soit une sonde que l'on a voulu représenter. L'auteur de cette édition, la plus estimée, dit lui-même dans sa préface :
« *In utroque codice, instrumentorum icones*
» *rudiorem pingentis manum fatentur : ple-*
» *rumque descriptioni verbali congruunt et*
» *non ubique.* »

On a trouvé dans l'officine d'un chirurgien de Portici de longues sondes d'airin, toutes droites, qui devaient avoir servi au cathétérisme.

Lieutaud paraît être le premier chirurgien qui ait annoncé clairement l'idée de pénétrer dans la vessie avec une sonde droite. « Je puis assurer, » dit-il, sur la connaissance que j'ai de ces parties saines ou malades, qu'il n'y a aucun cas, » si l'on en excepte la pierre engagée dans le » canal, qui puisse empêcher une sonde droite » conduite par une main un peu exercée, d'en- » trer dans la vessie » (1). Cette remarque de Lieutaud ne reçut point les développemens dont elle était susceptible ; on ne songea point alors à en tirer parti pour parvenir à briser les calculs vésicaux, ce qui prouve que l'on a eu tort de dire que l'idée du lithoprione était toute entière dans celle de la sonde droite. L'observation de Lieutaud était demeurée tellement inaperçue, que la nécessité de la courbure des sondes était redevenue un axiome, et la sonde droite une découverte.

M. Montaigu (2) annonça, en 1810, que l'on peut arriver dans la vessie avec une sonde droite ; mais il ne déduisit de cette assertion aucune conséquence pratique, et ce fait demeura ignoré comme la plupart de ceux que l'on consigne dans les dissertations inaugurales.

---

(1) *Précis de Médecine pratique*. Paris, 1769, t. 1er, pag. 648.

(2) MONTAIGU, *Propositions sur les maladies de l'Urètre*. Thèse. *Paris*, 1810.

M. Gruithuisen, quelques années plus tard, devina la possibilité de pénétrer dans la vessie avec une sonde droite, et il découvrit une grande partie des applications pratiques auxquelles cette seule modification dans la forme des sondes pouvait donner lieu. Voici comment il s'exprimait dans la Gazette de Saltzbourg : « Le cathétérisme droit trouve beaucoup d'opposition chez la plupart des médecins; on est tellement habitué à cette ancienne idée, que les cathéters doivent se régler exactement sur la direction du canal urinaire, que beaucoup de personnes ne peuvent comprendre la possibilité d'introduire une sonde droite dans la vessie, et m'ont dit en face que ce n'était pas possible. Ce qui existe réellement est possible. Chez deux individus sur lesquels j'essayai à dessein cette méthode, j'introduisis sans aucune difficulté deux cylindres de verre arrondis à leur extrémité, et de trois à quatre lignes de diamètre. Je prétends même que cette espèce de cathétérisme est infiniment plus facile que celui que l'on pratique avec des sondes courbes; je m'en suis convaincu par différens essais; mais pour persuader les incrédules, j'en ai fait publiquement l'expérience sur un homme de trente ans, devant le conseiller de médecine Mussinau, le professeur Kaurk, etc., etc. »

» Pour introduire le cathéter droit, le malade doit être debout, et la direction de la portion de sonde que l'on a dans la main doit être telle, qu'elle forme avec l'horizon un angle de cinquante degrés. A mesure que l'instrument pénètre, l'inclinaison diminue, et il devient tout-à-fait horizontal. Quand on est arrivé au bulbe de l'urètre, on incline la sonde de cinquante degrés au-dessous de l'horizon, et l'on parvient à la prostate. En cet endroit il faut de la prudence : l'on imprime d'abord de petits mouvemens circulaires pour élargir le canal, jusqu'à ce que le malade vous dise qu'il lui semble qu'il a besoin d'uriner : alors l'on est dans la portion du canal qui est située dans la prostate; on continue d'exercer une pression légère et des mouvemens peu étendus, et l'on pénètre dans la vessie. On doit observer que, pendant l'introduction de la sonde droite, il faut avoir une main derrière le scrotum, dans un endroit où l'on puisse sentir où le bec de l'instrument est arrivé, ce qui est facile, surtout chez les personnes maigres. »

Ce fut en 1813 que M. Gruithuisen publia ces faits devenus aujourd'hui si intéressans. Sa voix ne fut que faiblement entendue au milieu des éclats bruyans de la guerre, et son travail demeura inconnu à ses concitoyens mêmes, prévenus peut-être contre les productions d'une imagination vive et parfois bizarre. En 1822, M. Amussat parvint enfin à éveiller en France l'attention des médecins sur l'emploi de la sonde

droite et les avantages qu'elle présente. On commença par affirmer que l'introduction d'une sonde droite est impraticable, et quinze jours plus tard, lorsque l'expérience eut démontré la facilité de ce mode de cathétérisme, on prétendit que la chose n'était pas nouvelle, et il n'y eut presqu'aucun chirurgien qui n'eût quelquefois employé une algalie droite. M. Civiale surtout revendiqua l'idée de la sonde droite, et cela devait être dans l'intérêt de ses autres prétentions. Voici comme il s'exprime dans son ouvrage (1), pag. 3o : « Il est une troisième ma-
» nière de sonder, qui nous est propre, ou du
» moins nous ne sachions pas qu'elle ait été
» décrite nulle part. A la vérité, au rapport de
» Deschamps, on trouve dans Albucasis la fi-
» gure d'une sonde droite; l'on trouve dans
» Lieutaud le passage suivant : *je puis assurer*
» *qu'il n'y a aucun cas, si l'on en excepte la*
» *pierre engagée dans le canal, qui puisse em-*
» *pêcher une sonde droite, conduite par une*
» *main un peu exercée, d'entrer dans la ves-*
» *sie.* » Ainsi la sonde droite se trouverait décrite dans Albucasis; elle aurait été mise en usage par Lieutaud, et cependant elle serait de l'invention de M. Civiale.

----

(1) *Nouvelles Considérations sur les Rétentions d'urines.* Paris, 1823, in-8°.

Bien que M. Amussat ait été devancé par plusieurs médecins, et spécialement par M. Gruithuisen, il serait injuste de refuser de reconnaître
la part qu'il a eue dans l'emploi de la sonde
droite, et de ne pas lui rapporter une partie des
fruits qu'a produits cette idée.

*Des moyens de reconnaître la nature chimi-
que des calculs contenus dans la vessie ou toute
autre portion des voies urinaires, et même la
disposition à la formation d'un calcul.* Cette
connaissance paraîtra fort inutile aux chirurgiens
qui ne voient d'autre remède à la pierre que l'o-
pération de la taille ; pour eux les notions sur
les caractères physiques que procure la sonde
sont suffisantes ; mais les médecins qui voudront
admettre que l'on peut avec avantage, que l'on
doit même quelquefois avoir recours aux remèdes dissolvans, seront loin de la regarder
comme futile : ils feront usage des moyens déjà
connus lorsqu'ils leur paraîtront des guides assez
sûrs, et probablement ils agrandiront ce champ
d'observations, qui n'a jamais été plus négligé
que depuis que nos connaissances chimiques nous
ont fourni les moyens d'y faire de plus grandes
découvertes. Quelques chimistes seulement,
Fourcroy et M. Vauquelin, MM. Wollaston,
Marcet, Prout, se sont occupés de ces recherches,
et déjà leurs travaux ont procuré des notions,
sinon certaines, du moins assez satisfaisantes, et

qui pourraient être confirmées par un plus grand nombre de faits. Des expériences faites dans les hôpitaux sur les urines des malades qui doivent être soumis à l'opération de la taille, seraient extrêmement importantes et pourraient conduire à des résultats positifs.

Nous avons vu qu'il existe certains rapports entre les caractères physiques et chimiques des calculs: l'introduction de la sonde, en nous fournissant quelques données sur les uns, pourra donc, jusqu'à un certain point, nous faire préjuger de la nature des autres.

Ainsi, lorsqu'un calcul produit un son clair à la percussion, lorsqu'en parcourant sa circonférence avec *une sonde droite*, on reconnaît qu'il est de moyenne grosseur, et qu'il n'est pas hérissé d'aspérités très-marquées, ou même qu'il est lisse, on pourra supposer qu'il est formé d'acide urique ou d'urate d'ammoniaque. S'il présente un son clair, s'il est petit, si la sonde fait reconnaître qu'il est hérissé d'aspérités, on pourra soupçonner qu'il est formé d'oxalate de chaux. Enfin, si la pierre produit un son plus mat et si elle procure la sensation d'une masse de plâtre, on peut croire à l'existence d'un phosphate ; mais il est facile de voir qu'il faudrait que ces caractères fussent bien tranchés pour être appréciables, et que presque toujours ce mode de recherche doit être insuffisant.

L'analyse de l'urine et des sédimens qui se déposent dans ce liquide fournit un autre moyen d'investigation. Voici quels sont les caractères d'après lesquels, suivant le docteur Prout, on peut soupçonner la nature d'un calcul contenu dans la vessie. L'urine des personnes affectées d'un calcul formé d'acide lithique présente une couleur foncée ; sa pesanteur est plus grande que dans l'état de santé ; elle laisse déposer presque toujours un sédiment rougeâtre cristallisé, *formé d'acide lithique*, qui devient plus abondant lorsque la douleur et l'irritation existent, et se trouve alors mêlé avec d'autres sédimens qui sont pulvérulens, et du mucus ; mais cette dernière substance est bien moins abondante dans cette espèce de calcul que dans les autres : l'urine, qui, au moment de son évacuation, était parfois opaque, devient ordinairement transparente après quelques instans de repos. Le docteur Prout croit aussi que les symptômes des calculs lithiques sont moins redoutables que ceux des autres espèces, et que seuls ils peuvent demeurer dans la vessie un temps plus ou moins long sans que rien, pendant la vie des malades, manifeste leur présence. Ce dernier fait n'est pas tout-à-fait exact ; car des calculs de phosphate ammoniaco-magnésien et d'oxalate de chaux (1), d'un volume même

____

(1) Richerand, *Nos. chir.*, tom. III, pag. 531.

considérable, n'ont été trouvés qu'après la mort chez des sujets qui n'avaient jamais soupçonné que leur vessie recélât des hôtes aussi redoutables.

Les calculs composés de phosphate ne peuvent, dit le docteur Prout, exister long-temps dans la vessie sans produire tous les symptômes qui appartiennent aux affections calculeuses ; les souffrances sont horribles, et non-seulement les symptômes locaux sont portés à un point de violence extrême, mais l'ensemble de la constitution paraît éprouver une altération remarquable, de sorte que ceux qui sont habitués à voir des malades atteints de ce calcul peuvent les reconnaître à la simple inspection de leur physionomie. L'urine est en général abondante, légèrement opaque, et présente un aspect analogue à celui du petit-lait. Sa pesanteur est faible. Ce liquide laisse précipiter *les phosphates* sous forme de sédiment pulvérulent jaunâtre, mêlé à une grande quantité de mucus, et passe rapidement par tous les degrés de la décomposition alcaline et putride : dans cet état il exhale une odeur infecte.

Quant aux calculs d'oxalate de chaux et d'oxide cystique, qui, ainsi que nous l'avons vu, forment les deux autres diathèses, on ne peut soupçonner leur présence que par l'existence des symptômes de la pierre, joints à l'absence des phénomènes appartenant aux diathèses lithique et phosphatique. En effet, l'oxalate de chaux ne se présente jamais seul sous forme de sédiment pulvérulent; on ne l'observe que très-rarement sous forme de graviers cristallisés, et pour l'ordinaire l'urine reste claire et n'entraîne point de sable et de graviers.

Les calculs formés d'oxide cystique n'ont été observés jusqu'ici qu'un petit nombre de fois, et l'on ne peut encore reconnaître leur existence par des caractères particuliers.

Ces divers signes, indiqués par le docteur Prout, ne peuvent fournir de notions que sur la diathèse actuellement existante, et la nature du sel actuellement précipité. Si le calcul est alternant, ils ne peuvent faire connaître la nature du sel dont la précipitation a précédé.

Lorsque ce passage d'une diathèse à une autre, par exemple, de la diathèse urique à la phosphatique, s'opère pendant que le malade est soumis aux soins du médecin, celui-ci pourra le reconnaître au changement des caractères de l'urine et des phénomènes généraux, soit que cette transformation survienne naturellement, ou bien qu'elle ait été amenée peu à peu par le régime et les remèdes.

Méthode de Fourcroy. Pour connaître la nature d'un calcul contenu dans la vessie, Fourcroy a conseillé d'injecter successivement par l'urètre une très-faible lessive de potasse, et de l'acide hydro-chlorique affaibli, et après que l'une ou l'autre de ces injections a séjourné pendant quelque temps dans la vessie, de lui donner issue et d'en faire l'analyse. Si l'acide hydrochlorique faible produit un précipité dans le résidu de l'injection alcaline, on peut en conclure que le calcul est principalement formé d'acide urique. Si l'injection a été faite avec l'acide hydro-chlorique, et qu'après son évacuation les réactifs y fassent reconnaître la présence de la chaux et de la magnésie, on peut regarder comme un phosphate le calcul contenu dans la vessie. Pour reconnaître une pierre formée d'oxide cystique, il suffirait, ce me semble, de faire une injection avec les acides citrique ou acétique étendus, cette substance pouvant seule être dissoute par des acides aussi faibles; on le séparerait ensuite de ces dissolutions par la chaux ou un autre alcali avec lequel l'oxide cystique formerait de petits cristaux granulaires. Quant à l'oxalate de chaux, étant inattaquable à froid par les réactifs, ce sel ne manifeste point sa présence dans les injections, et l'on ne peut, de même que dans le procédé du docteur Prout, soupçonner sa présence que par l'absence des caractères propres aux autres calculs. Cette méthode, proposée par Fourcroy, serait loin d'être impraticable, et ne demanderait même que des connaissances chimiques très-ordinaires : cependant elle n'a jamais été mise en usage, tant on s'obstine à dédaigner la connaissance de la nature du calcul contenu dans la vessie.

La méthode de Fourcroy, comme la précédente, ne peut faire deviner que la nature de la couche superficielle du calcul, et ne peut rien apprendre sur sa composition intérieure : cependant si, par un dissolvant quelconque, dont pour un instant j'admets l'efficacité, le médecin avait été assez heureux pour détruire cette couche externe, il lui serait facile, avec de l'attention, de s'apercevoir du moment où son remède cesserait d'agir, et par un nouvel emploi des injections exploratrices, de reconnaître la nature de la couche subséquente.

Nous avons vu que parfois les calculs se fendent dans la vessie, soit par le choc qu'ils éprouvent les uns contre les autres quand il en existe plusieurs, ou bien naturellement et par l'effet d'un travail qui ne nous est pas encore bien connu : dans ce cas, des fragmens entraînés avec les urines peuvent apprendre quelle est la nature du calcul auquel ils ont appartenu.

Enfin, il est une dernière manière d'acquérir cette connaissance, qui est bien plus certaine que toutes les autres, lorsqu'on peut la mettre en usage : je veux parler du *lithoprione*. (*Voyez* pl. III, fig. 11, 12, 2 et 4.) Cet instrument, dont plus tard je donnerai la description, fournit les moyens de saisir la pierre, de l'isoler des parois de la vessie, et de la perforer de part en part au moyen d'une tige d'acier terminée par une petite scie circulaire (pl. III, fig. 2). Cette tige étant creuse, elle rapporte dans sa cavité une portion de la pierre absolument comme les sondes dont on se sert pour connaître la pâte d'un fromage de Gruyère : on peut ainsi analyser le calcul couche par couche, depuis sa superficie jusqu'à son noyau. Ce moyen d'exploration peut être mis en usage dans la plupart des cas : cependant il peut arriver qu'un spasme, une sensibilité extrême de la vessie, l'impossibilité de saisir le calcul, etc., apportent à son emploi un obstacle insurmontable.

Les calculs contenus dans l'urètre sont ordinairement faciles à reconnaître : cependant il se peut que, développés lentement dans ce canal, ils se creusent des cellules dans l'épaisseur de ses parois et ne fassent qu'une saillie légère dans sa cavité. Il est arrivé que, dans ce cas, on a cru à l'existence de rétrécissemens que l'on a cherché à détruire.

Les calculs de la prostate ne manifestent point leur présence par des signes précis, et il est fort difficile de les distinguer de l'engorgement de cette glande, à moins qu'ils ne soient à nu dans le canal de l'urètre et au col de la vessie.

M. Astley Cooper reconnut distinctement la présence de calculs dans la prostate chez un jeune homme. En introduisant le doigt dans le rectum, on sentait ces concrétions dans l'épaisseur du corps glandulaire transformé en un kyste, et on pouvait entendre le bruit de leur choc les uns contre les autres.

CHAPITRE IV.

Traitement.

Les différentes méthodes de traitement de la pierre peuvent être partagées en six classes : 1°. médicamens dits *lithontriptiques* pris à l'intérieur, auxquels on joint un régime convenable ; 2°. injections dissolvantes faites dans la vessie ; 3°. dissolution au moyen de la pile voltaïque ; 4°. extraction à travers le canal de l'urètre, avec ou sans dilatation ; 5°. brisement mécanique ; 6°. opération de la taille.

Des remèdes internes lithontriptiques et du régime. Dès que l'homme s'aperçut que des concrétions pierreuses peuvent se développer dans sa vessie, il conçut l'espérance de les dissoudre par des boissons et des médicamens pris à l'intérieur. Une foule de substances empruntées aux trois règnes de la nature furent essayées tour-à-tour ; plusieurs d'entre elles semblèrent d'abord promettre des merveilles ; mais après une plus longue expérience, elles furent trouvées inefficaces. Quelques remèdes cependant, tentés probablement au hasard ainsi que les autres, parurent produire de bons effets ; et nos connaissances chimiques nous apprennent que dans certains cas ils pouvaient n'être pas tout-à-fait dénués de puissance. Ainsi Pline (1) parle des vertus des coquilles d'escargot contre la pierre, et nous savons aujourd'hui que la chaux qui entre dans la composition de ces coquilles peut avoir de l'action sur certains calculs. Je passerai sous silence une foule de prescriptions insignifiantes, souvent ridicules, quelquefois même nuisibles, pour ne m'occuper que de celles qui, par leur nature, étaient capables d'avoir sur la pierre quelque peu d'action, et je commencerai par celle qui a joui de plus de célébrité : je veux parler du remède de mademoiselle Stéphens. On sait que lorsque cette demoiselle, qui appartenait à une famille respectable du Berkshire, proposa son remède, le parlement anglais nomma une commission composée de médecins distingués pour faire des essais, et, d'après leur rapport favorable, il accorda la récompense promise, qui était de 114,000 francs. Dès que l'on connut la formule

____

(1) *Hist. nat.*, lib. xxx, cap. viii.

de ce remède, qui avait pour base le savon et les coquilles d'œufs, on l'administra de toute part, et l'on vit éclore un grand nombre d'ouvrages dans lesquels on proclama, les uns son insuffisance, et les autres ses merveilles. Désirant acquérir sur un point aussi important des notions exactes, l'Académie des Sciences chargea Morand de faire des expériences, et le résultat en fut publié dans les Mémoires de l'Académie des Sciences (1). Voici comment s'exprimait Morand : « J'ai divisé en quatre classes les malades, au nombre de quarante, chez qui j'ai suivi l'effet des remèdes. La première classe est composée de cinq personnes qui ont essayé les remèdes pour les maladies des reins et de la vessie, autres que la pierre ; ils ont paru faire du bien à ceux qui se plaignaient d'embarras dans les reins, et même de coliques néphrétiques ; ils ont augmenté les maux de ceux qui rendaient des urines purulentes.

» La seconde classe est composée de huit personnes des deux sexes, qui ont pris les remèdes pour la gravelle, dont deux se comptent absolument guéries ; quatre sont soulagées, deux n'en ont retiré aucun fruit ; plusieurs ont jeté des pierres, même assez grosses. La troisième classe

---

(1) *Mémoires de l'Académie des Sciences*, années 1740 et 1741.

est faite de cinq malades qui avaient les symptômes de la pierre, mais qui n'ont pas été sondés : l'un deux, âgé de cinquante-cinq ans, a pris les remèdes pendant trois mois, et ne ressent plus rien de ce qu'il éprouvait auparavant. Trois autres sont soulagés; deux autres ont rendu des pierres entières ; un a jeté des morceaux de pierre en forme d'écailles.

» La quatrième classe est faite de vingt-deux malades de différens âges, depuis trois ans jusqu'à soixante-dix-neuf, en qui la pierre a été bien positivement constatée par la sonde : deux sont dans l'usage des remèdes depuis peu de temps, quatre autres ne les ont pris également que pendant très-peu de temps : cependant l'un d'eux s'est trouvé considérablement soulagé. Deux n'en ont reçu ni bien ni mal. Un, pressé par les douleurs de la pierre, s'est fait tailler, et on lui a retiré une pierre molle.

» Des seize qui ont pris les remèdes pendant un temps assez considérable, il y en a onze adultes et cinq enfans. Des enfans, un seul se dit soulagé, les quatre autres ne l'ont point été du tout, et ont souffert l'opération de la taille ; les pierres qu'on leur a retirées ne présentaient aucune trace de dissolution.

» Des onze adultes, trois n'en ont retiré aucun fruit ; quatre sont fort soulagés, et quatre se comptent absolument guéris. »

Morand n'a pu déterminer les malades qui se regardaient comme guéris à se laisser sonder; mais il observe à ce sujet que l'introduction de la sonde n'aurait pu convaincre les incrédules, attendu qu'ils auraient objecté qu'on ne devait pas conclure de ce qu'on ne rencontrait plus la pierre dans la vessie qu'elle n'y fût plus réellement, puisqu'elle peut être long-temps soustraite à toutes les recherches. D'ailleurs, cette épreuve avait été faite en Angleterre, et les certificats des médecins composant la Commission constatent que, sur sept malades, on avait reconnu la présence de la pierre avant qu'ils prissent le remède de mademoiselle Stéphens, et qu'après le traitement, la sonde ne donnait plus aucun signe de leur présence.

Morand tire de ces divers essais la conséquence suivante : « Lorsqu'un malade souffrant tous les symptômes de la pierre et se servant des remèdes, rendra d'abord avec ses urines un sédiment épais, ensuite des écailles pierreuses ou des fragmens de pierre, qu'il retiendra ses urines, qu'elles se clarifieront peu à peu, qu'il cessera de souffrir, et qu'il se trouvera en état de supporter toute sorte de voiture, je dirai qu'il n'est pas raisonnable d'attribuer au hasard le concours de tant de circonstances heureuses. »

L'année suivante, Lieutaud et Morand ayant rencontré des calculs criblés de trous et comme vermoulus chez des individus qui avaient fait usage des remèdes de mademoiselle Stéphens, ils virent dans cette disposition la preuve de l'efficacité de ce médicament. J'ai choisi le travail de Morand parmi beaucoup d'autres publications qui ont été faites sur les effets du remède de mademoiselle Stéphens, et j'ai rapporté avec quelques détails ses expériences, à cause du grand nom de leur auteur, et de l'impartialité avec laquelle elles me paraissent avoir été dirigées.

Cependant Wyhtt, d'après les conjectures de Morand et les expériences de Hales, pensa, non sans fondement, que des diverses ingrédiens qui entraient dans la composition des remèdes de mademoiselle Stéphens , la chaux fournie par les coquilles d'œufs était la plus efficace ; il donna en conséquence l'eau de chaux seule , à la dose de trois ou quatre chopines par jour, et publia (1) plusieurs exemples de guérisons obtenues par l'usage de cette substance, qui, ainsi que je l'ai dit, avait déjà été recommandée par Pline, et plus tard par Hof-

______

(1) WHYTT, *an Essay on the virtues of lime in the cure of the stone.*

man (1). Whytt et Morand ont observé que l'urine des malades qui prennent le remède de mademoiselle Stéphens et l'eau de chaux, acquiert une vertu dissolvante. Les effets de l'eau de chaux ont ensuite été expérimentés par Dehaen (2), Hufeland, etc.

Quelques médecins tournèrent leurs tentatives vers les acides, et les employèrent pour toute espèce de calcul et sans discernement, ainsi que l'on avait fait pour les alcalis. Les effets des uns et des autres furent tels que l'on pouvait le prévoir, c'est-à-dire, qu'ils produisirent un petit nombre de succès, et que plus souvent on n'en obtint aucun bon résultat. L'acide de l'oseille, conseillé par Bajer (3), était loin d'être favorable et pouvait donner lieu à la formation du calcul le plus insoluble, l'oxalate de chaux. Le jus de citron fut administré par Pisanellus (4), Panthot, et conseillé par Tolet (5); mais cet acide était trop faible pour produire de grands effets. L'acide sulfurique, très-étendu, a

---

(1) *Observationes et Cautiones practicæ in Curatione calculi.* **Hal.**, 1721.

(2) *Ratio med., pars* I, p. 111, II, p. 172, VI, cap. VII, IX, p. 257.

(3) *Epistola ad Viros eruditos.* **Lips.**, 1760.

(4) *De Esculentis et Potulentis*, 1593.

(5) *Traité de la Lithotomie*, p. 164, 165.

aussi été mis en usage, ainsi que nous le voyons par les ouvrages de Hartmann (1), Horatius Augénius, cité dans la *Bibliothèque chirurgicale* de Haller, etc.

Enfin, les travaux de la chimie moderne vinrent jeter du jour sur ce chaos; ils dépouillèrent de leurs vertus une foule de prétendus lithontriptiques, tels que l'*uva ursi*, le jus d'ognon, les cloportes, etc.; ils expliquèrent les succès que l'on avait obtenus, et les non-réussites bien plus nombreuses. En déterminant la nature diverse des calculs, ils firent voir quelle est sur eux l'action des réactifs; dans quels cas les substances alcalines et terreuses peuvent avoir de bons effets; quand les acides étendus doivent leur être substitués; dans quels cas enfin les uns et les autres sont impuissans. Fourcroy et M. Vauquelin furent, de tous les chimistes, ceux qui se livrèrent à ce travail avec le plus d'ardeur; et d'après leurs conseils, on administra les acides minéraux affaiblis lorsqu'on soupçonnait le calcul d'être formé par un phosphate, et les alcalis lorsqu'on le supposait formé par l'acide urique ou lorsque le malade était atteint de gravelle.

Les carbonates alcalins, surtout, ont été em-

____

(1) *De Acidi vitriolici virtute calculum pellente,* 1778.

ployés avec succès, et en effet ils présentent toutes les conditions convenables pour se combiner avec l'acide urique, le saturer et empêcher sa précipitation.

Parmi un assez grand nombre d'exemples qui prouvent les bons effets de ces médicamens contre la gravelle, je citerai l'histoire du célèbre Mascagni, rapportée par lui-même, et consignée dans les Mémoires de la Société italienne, pour l'année 1804 (1).

« Depuis quelques années, dit-il, j'étais sujet à des douleurs dans la région des lombes, et je rendais de temps en temps des graviers d'un jaune d'ocre ou de couleur de brique. Sachant qu'on avait fait usage en pareille cas d'une eau alcaline gazeuse (eau de Seltz), j'en pris plusieurs fois, et je m'en trouvai bien. J'imaginai que j'obtiendrais de plus grands effets du carbonate de potasse : au mois d'octobre 1798, j'exposai une dissolution de carbonate de potasse à l'action de l'acide qui se dégage des raisins pendant la fermentation, et je fis ainsi provision de carbonate de potasse bien saturé.

» Dans les mois d'août et septembre 1799, ayant été forcé à une vie sédentaire, je fus cruellement atteint de douleurs dans les reins, et je rendais une quantité considérable de gra-

---

(1) *Memorie della Societa italiana*, XI, n° 34.

viers, dont quelques-uns, à raison de leur poids, pouvaient être regardés comme de vrais calculs : ils étaient rougeâtres et cristallisés ; ils se déposaient au fond du vase toutes les fois que je rendais de l'urine ; on en distinguait les faces brillantes à travers le liquide, qui était transparent. J'étais aussi sujet à une surabondance d'acide dans l'estomac, qui se faisait sentir dans la bouche (1). J'examinai mon urine et j'y trouvai un acide libre, que je reconnus, ainsi que les graviers, pour être de l'acide urique.

» M'étant ainsi assuré de la nature de ces graviers que je rendais, je résolus de faire usage du carbonate de potasse et d'observer ce qui arriverait. J'en pris le premier jour environ une drachme (64 grains), moitié le matin à jeun, et moitié au coucher du soleil. Je dînais à une heure après midi. Ce sel, dissous dans dix onces d'eau, avait très-peu de saveur ; il ne causa aucune altération dans l'estomac ni dans les intestins ; mais, dès que je l'eus avalé, il occasiona un dégagement considérable de gaz acide carbonique, qui se fit sentir à la bouche, et le fit sortir par l'anus.

Le second jour, j'en pris la dose de deux drachmes ; le troisième, trois drachmes, et je con-

___

(1) La diathèse calculeuse lithique est ordinairement accompagnée de rapports aigres et de l'acidité des premières voies.

tinuai ainsi pendant dix jours en faisant la dissolution dans vingt onces d'eau.

» Avant de faire usage du carbonate, mon urine était très-acide et faisait passer promptement au rouge le papier de tournesol. Je soumis à la même épreuve celle que je rendais, et *je m'aperçus, dès que je commençai à faire usage du sel, de la diminution d'intensité de la couleur du papier. Le second jour, celui-ci n'éprouva que très-peu d'altération ; il n'y en eut aucune le troisième jour.* L'acide de mon urine était donc saturé. A cette époque, les douleurs de reins diminuèrent, et je ne rendis plus de graviers avec l'urine. Dans la suite, les douleurs cessèrent entièrement, l'urine devint moins chargée, et *j'y reconnus la potasse en excès.*

» Je cessai l'usage du carbonate de potasse, et je fus quelques mois sans rendre de graviers. Ayant depuis été attaqué du même mal, j'eus recours au même remède, et j'en obtins les mêmes bons effets. J'ai répété cette expérience médico-chimique toute les fois que j'ai ressenti la même incommodité, et toujours avec succès. Il y a présentement deux ans que je ne rends plus de graviers, quoique je ne prenne plus de sel de potasse » (1).

____

(1) *Recherches sur la Gravelle,* par M. MAGENDIE, pag. 62.

L'observation de Mascagni est très-remarquable par la clarté avec laquelle les symptômes sont exposés, et la sagesse avec laquelle le traitement a été dirigé. La conduite qu'il a tenue peut servir de guide au médecin qui voudrait combattre la gravelle par ce moyen.

La soude, ainsi que la potasse saturée d'acide carbonique, a été employée avec avantage. A cet état, ces alcalis, étendus dans une quantité d'eau suffisante, ont perdu leur causticité, et ne peuvent nuire aux organes digestifs. Nous lisons, dans l'observation de Mascagni, qu'il était sujet à une surabondance d'acide dans l'estomac, que cet acide ne se manifesta plus par la bouche dès qu'il eut commencé à prendre le carbonate de potasse, et qu'il fut remplacé par un dégagement d'acide carbonique. On peut conclure de là que le carbonate était décomposé dans l'estomac, que l'acide carbonique était mis en liberté, qu'une partie de la potasse se combinait avec l'acide développé dans l'estomac par la digestion, le neutralisait, et qu'une autre portion absorbée allait manifester sa présence dans l'urine, qui, d'acide qu'elle était, devint alcaline.

M. Brande (1) conseille, d'après sir E. Home et M. Hatchett, l'emploi de *la magnésie* dans les

____

(1) *Philos. Trans.*, 1810, p. 136.

affections calculeuses. Cette substance a l'avantage de détruire plus promptement encore que les carbonates alcalins l'acidité de l'estomac, et de pouvoir être supportée plus long-temps par cet organe. Mais, ainsi que le fait observer le docteur Marcet, la magnésie, bien moins soluble que les carbonates de potasse et de soude, est moins puissante qu'eux pour saturer l'acide urique et donner à l'urine des propriétés alcalines. De plus, cette terre pourrait favoriser la formation du calcul de phosphate ammoniacomagnésien, en fournissant l'une de ses bases, et, lorsqu'il existe une diathèse phosphatique, en neutralisant les portions d'acide libre qui, dans l'urine, tiennent les phosphates en dissolution. Ce dernier inconvénient, qui est commun à tous les alcalis, peut être évité par un examen attentif de l'urine, fait d'après les vues du docteur Prout, et par les injections exploratrices proposées par Fourcroy.

Les acides n'ont pas sur les calculs formés de phosphates une action aussi manifeste que les alcalis sur ceux d'acide urique. M. Magendie assure même avoir vainement essayé de corriger la prédominance alcaline dans l'urine en administrant des acides : cependant il ne prétend pas leur refuser sur les calculs une action qu'établissent des exemples assez nombreux. L'acide hydro-chlorique étendu devrait être préféré, à cause de son action plus grande, comme dissolvant, et parce qu'il jouit de la propriété de diminuer la sécrétion muqueuse morbide, qui, dans la diathèse phosphatique, est si abondante, et contribue si puissamment à l'augmentation rapide du calcul. On commence par donner, deux fois le jour, cinq gouttes d'acide hydrochlorique étendu dans une suffisante quantité d'eau, et l'on porte la dose jusqu'à vingt-cinq gouttes trois fois par jour.

L'acide carbonique n'a pas été seulement employé dans le traitement des calculs pour saturer les alcalis ; on a pensé qu'il pouvait, en outre, seul et combiné avec l'eau, être donné à l'intérieur avec avantage, et agir sur certaines pierres contenues dans les reins ou la vessie, après avoir parcouru les canaux circulatoires. Cette opinion fut admise par Priestley (1), Percival (2), Saunders (3), Falconner (4), etc. M. Laizon, médecin à Toulouse, a rapporté deux exemples de guérison obtenue par l'emploi de l'eau de Seltz : l'un d'eux eut pour sujet

(1) *Experiments and Observations on air*, vol. II, pag. 216.

(2) *Medical Essays*, tom. I, pag. 131.

(3) *In Percival's medical Essays*, pag. 296.

(4) FALCONNER, WILL., *Account of the efficacy of the aqua mefitica alcalina in calculous dissorders.* London, 1792.

un jeune homme chez lequel il existait une pierre, dont la présence fut constatée par la sonde, et que l'on ne retrouva plus après l'emploi du remède. Huit ans s'étaient écoulés depuis, pendant lesquels le malade n'avait ressenti aucune atteinte (1). Dernièrement enfin, M. Brande, guidé par le raisonnement et la connaissance de la nature des calculs, et non par le hasard, ainsi que la plupart des auteurs qui l'avaient précédé, administra avec succès l'acide carbonique. Il vit un dépôt très-abondant de phosphates disparaître par l'influence de cet acide, et reparaître toutes les fois que l'on en suspendait l'emploi.

M. Brande dit avoir retrouvé l'acide carbonique dans l'urine des personnes qui le prennent à l'intérieur. Les expériences de M. Marcet tendent à établir que ce résultat n'est pas constant, et que la présence de l'acide gazeux dépend de certains états du corps au moment où l'urine est sécrétée, plutôt que de son introduction à travers les organes digestifs.

Certaines *eaux minérales* ont, de tout temps, été fréquentées par les calculeux, et de tout temps, ainsi que tous les remèdes lithontriptiques, on les a exaltées et dépréciées tour-à-

____

(1) Fourcroy, *Médecine éclairée*, tom. iv, pag. 220, 1792.

tour : les eaux salines et ferrugineuses de Forges et de Contrexeville sont aujourd'hui les plus célèbres en France. L'analyse faite par M. Nicolas a démontré qu'une pinte de l'eau de Contrexeville contient environ un demi-grain de carbonate de fer, un grain et demi de muriate de soude, un demi-grain de sulfate de magnésie, cinq grains de sulfate de chaux, du carbonate de chaux, et un peu de gaz acide carbonique libre. Cette eau, par les carbonates qu'elle contient, peut avoir un faible effet sur les calculs; mais c'est principalement comme diurétique qu'elle a pu agir : le changement de régime, l'exercice, ont sans doute aussi contribué beaucoup à l'amélioration de la santé des malades. Il est facile de concevoir, d'après l'analyse des eaux minérales, qu'il en est qui conviennent à telle espèce de calcul, et d'autres à telle autre espèce. Ainsi, on devrait conseiller les eaux de Seltz aux personnes qui sont sous l'influence d'une diathèse phosphatique, et les eaux de Contrexeville à celles qui seraient atteintes d'une diathèse urique.

Du Régime. On ne s'est point contenté d'administrer aux calculeux des remèdes que l'on croyait capables d'agir sur les pierres déjà formées, ou de combattre la disposition à telle ou telle diathèse calculeuse. On a encore cherché à favoriser le traitement par une manière de vivre

plus ou moins bien appropriée. Mais long-temps
aucune donnée positive ne servit de base à la
prescription d'un régime, et les médecins, rai-
sonnant d'après des opinions erronées et pourtant généralement admises , défendaient par-
dessus toutes choses de manger du sel et des
poires pierreuses.

Par des faits recueillis avec soin et des expériences intéressantes, M. Magendie fit voir que
les alimens azotés favorisent le développement de
l'acide urique, de cette substance dont la précipitation est, ainsi que nous l'avons vu , le principe
de presque toutes les affections calculeuses; et il
fit connaître que ces alimens peuvent, lorsqu'il
existe une prédisposition, déterminer la formation de graviers et de pierres. Parmi plusieurs
faits qui démontrent l'influence du régime ,
M. Magendie en a choisi un très-remarquable ,
qu'il a publié, et que je vais transcrire.

« M***, négociant dans l'une des villes an-
séatiques, jouissait en 1814 d'une fortune considérable, vivait en conséquence, et avait une
très-bonne table dont il usait avec peu de ménagement; il était en même temps tourmenté
par la gravelle. Arrive inopinément une mesure
politique qui lui fait perdre sa fortune et l'o-
blige à fuire en Angleterre , où il passe plus
d'un an dans un état voisin de la misère, ce qui
l'oblige à de nombreuses privations; mais sa

gravelle a complètement disparu. Peu à peu il parvient à rétablir ses affaires ; il reprend son ancien genre de vie, et la gravelle ne tarde pas à se montrer de nouveau. Un second revers lui fait perdre en peu de temps tout ce qu'il a acquis. Il passe en France presque sans ressources : son régime est en rapport avec ses moyens pécuniaires : la gravelle disparaît. Enfin, son industrie lui rend encore une existence aisée ; il se livre à son goût pour les plaisirs de la table, et avec eux reparaît la gravelle : ce fut alors qu'il me consulta. On aurait soumis le sujet de cette observation à divers régimes pour constater leur influence sur la gravelle, qu'on n'aurait pu avoir un résultat plus prononcé, ni une expérience mieux faite et plus concluante (1). »

Ce que la bonne et la mauvaise fortune avaient produit chez ce malade, M. Magendie l'obtint par des expériences sur les animaux ; et suivant qu'il les nourrissait avec des viandes ou avec des alimens non azotés, du sucre, par exemple, il faisait paraître l'acide lithique dans leur urine ou suspendait sa formation. D'après ces résultats, ce célèbre physiologiste conseille aux malades affectés de gravelle et de calculs de diminuer la quantité de leurs alimens s'ils sont accoutumés à une bonne table ; de ne prendre pour nourriture

---

(1) Magendie, *Traité de la Gravelle*, pag. 19.

que des substances contenant peu ou point d'a-
zote ; de boire en abondance des liquides aqueux,
afin de tenir en suspension l'acide urique ; de
s'abstenir de vins généreux et de liqueurs spiri-
tueuses ; de prendre un exercice modéré, et,
s'il existe déjà des graviers dans les reins 'ou les
uretères, de favoriser, par la promenade et l'é-
quitation, leur descente et leur issue ; enfin, de
se mettre à l'usage prolongé des carbonates alcalins. Par ce traitement, M. Magendie est souvent
parvenu à faire disparaître tous les symptômes
d'une affection calculeuse commençante ; mais il
fait observer avec juste raison qu'il est bien rare
que l'on obtienne du malade qu'il se soumette rigoureusement à un tel genre de vie, à moins que
la douleur ne vienne, au milieu même des jouis-
sances de la table, lui rappeler ses résolutions
chancelantes.

Depuis un an, j'ai prescrit ce régime, avec des
résultats très-satisfaisans, à plusieurs malades atteints d'affections calculeuses, en y joignant,
non comme auxiliaire, mais plutôt comme moyen
principal, l'emploi du carbonate de potasse bien
saturé, à la dose à laquelle l'employait Mascagni, c'est-à-dire un demi-gros, pendant les huit
premiers jours, dans dix onces d'eau, puis un
gros dans vingt onces d'eau matin et soir, et enfin
deux gros, également matin et soir, et dans une
égale quantité d'eau. L'un de ces malades est

un curé (1) des environs de Paris, qui, depuis quelques années, était sujet à des coliques néphrétiques, à la suite desquelles il rendait parfois des graviers peu volumineux ou un sédiment cristallisé : depuis trois mois ses douleurs étaient devenues plus vives; elles se renouvelaient plus souvent, et se faisaient sentir moins fortement dans la région des reins que vers la vessie. Le malade crut qu'une pierre s'était développée dans ce dernier organe ; il vint me consulter, et effectivement il en avait tous les symptômes. Cependant, après l'avoir sondé deux fois avec attention, avec une sonde courbe et avec une sonde droite, je ne rencontrai pas de corps étrangers, et j'attribuai les accidens à un petit calcul engagé dans l'uretère. J'examinai les graviers rendus à d'autres époques et les trouvai formés d'acide urique. Je prescrivis une diète végétale et le carbonate de potasse. Je conseillai l'exercice du cheval, et un mois après, tous les accidens avaient disparu, mais, à mon grand étonnement, sans issue de graviers. J'examinai l'urine (ce que j'avais oublié de faire dans le principe) : elle ne rougissait point le papier de

---

(1) Les ecclésiastiques me paraissent être plus qu'aucune autre classe de la société atteints d'affections calculeuses, ce qui tient probablement à leur régime alimentaire et à leurs habitudes ordinairement sédentaires.

tournesol. Je fis continuer le régime, mais moins sévèrement, et je ne fais prendre maintenant le carbonate de potasse que le soir, trois fois par semaine, à la dose d'un gros.

Un autre malade, âgé de soixante-dix ans, ressentait, depuis plus de quinze ans, les atteintes d'une affection calculeuse, et effectivement sa vessie contient plusieurs pierres que je crois volumineuses. La membrane muqueuse qui tapisse cet organe était, lorsque je le vis, mollasse, fongueuse, et saignait au contact léger de la sonde ; les urines entraînaient avec elles une énorme quantité de mucus assez abondant et assez plastique pour en suspendre parfois momentanément le cours ; l'introduction de la sonde droite était rendue difficile et douloureuse par un léger engorgement de la prostate. Ces circonstances, jointes à l'âge avancé du malade, m'éloignèrent de tenter le brisement mécanique de la pierre. Quelques graviers qui de temps en temps s'échappaient avec les urines, sans produire de douleur, et que je trouvai formés d'acide urique, me déterminèrent à prescrire le même traitement que dans le cas précédent, et depuis plusieurs mois, les douleurs causées par la présence des pierres ne se sont pas fait sentir une seule fois ; les urines ne laissent plus déposer un mucus épais et visqueux, et le malade se trouve dans un état de santé très-satisfaisant.

Dans la crainte de fatiguer l'estomac, je remplace de temps en temps le carbonate de potasse par la magnésie, ou j'en suspends l'usage.

Dans tous les temps on a employé les *vomitifs et les purgatifs* contre les affections calculeuses. Les anciens les mettaient en usage pour évacuer les humeurs visqueuses qu'ils supposaient déterminer la formation de la pierre. Les modernes, sans mieux se rendre compte de l'action des purgatifs, les emploient parce que l'expérience en a démontré les bons effets; pour les vomitifs, ils les administrent dans l'espérance que les secousses qu'ils impriment à tous les viscères abdominaux pourront déterminer la chute des graviers contenus dans les reins et les uretères.

On a conseillé, pour empêcher la formation des calculs, d'éviter le séjour trop prolongé au lit, que l'on a reconnu favoriser leur développement. Hales (1) fait observer en effet que, dans le décubitus sur le dos et sur un plan horizontal, l'urine est forcée de remonter contre son propre poids pour passer dans la vessie, à cause de la position déclive des reins. Dans le décubitus sur le côté, l'urine passe facilement de l'un des reins, tandis que l'autre étant plus

---

(1) HALES, *Statique des Animaux*, pag. 184, trad. par SAUVAGES. *Genève*, 1744.

bas que la vessie, ne peut que difficilement se débarrasser de ce liquide.

Hales conseillait, en conséquence, de se coucher tantôt sur uncôté, tantôt sur un autre, ou de donner au lit un plan incliné, de manière que la tête et les parties supérieures fussent plus élevées que les pieds et les parties inférieures.

Tels sont les divers remèdes que l'on a nommés *lithontriptiques*, ou les diverses méthodes proposées jusqu'à ce jour pour agir sur les calculs contenus dans les voies urinaires, au moyen de substances prises à l'intérieur. Les uns leur ont accordé une confiance illimitée, et sont demeurés persuadés que des calculs, quels que fussent leur volume et leur dureté, pouvaient être dissous par des remèdes lithontriptiques. Cette opinion erronée ne fut, il est vrai, admise et proclamée que dans un temps où l'on ignorait totalement la véritable composition des pierres urinaires. Je ne crois pas que, depuis que la chimie a procuré cette connaissance, un seul médecin éclairé ait conservé une telle croyance. D'autres praticiens, parmi lesquels on peut citer les noms les plus illustres, refusant, au contraire, toute espèce d'influence sur les calculs aux remèdes dissolvans, ont compris dans une proscription commune et ceux qui sont nécessairement impuissans, et ceux qui, dans certains cas, peuvent être utiles. Ils n'ont conservé que le souvenir des résultats infructueux dont aujourd'hui il nous est facile de nous rendre compte, attribuant aux seuls efforts de la nature les exemples de guérison rapportés dans les auteurs et ceux dont ils étaient témoins, et ne voyant d'autre mode de traitement que l'opération de la taille (1).

Enfin, il est des médecins qui, tenant le milieu entre ces opinions extrêmes, pensent avec justesse que, s'il n'est pas raisonnable d'espérer dissoudre des calculs volumineux déjà formés par des médicamens pris à l'intérieur, on peut du moins combattre leur développement, en procurer l'issue ou la dissolution lorsqu'ils ne sont qu'à l'état de graviers, s'opposer à leur accroissement, rendre leur présence supportable et prévenir leur retour. Ils pensent que l'on ne doit pas faire acheter aux vieillards par des douleurs atroces un reste d'existence que l'on peut adoucir; qu'il y a de l'imprudence à ne rien faire pour combattre une affection calculeuse qui menace de se reproduire. Ils croient que lorsque les malades, tremblans à la seule idée de l'opération, refusent de s'y soumettre, il y a de la barbarie à s'obstiner à rejeter des remèdes que l'expérience a démontrés inoffensifs et souvent efficaces, pour attendre que la douleur soit venue triompher de leur patience ou de leur timidité.

____

(1) Deschamps, *Traité de la Taille*, t. 1, p. 322, art. III.

CHAPITRE V.

Des Injections dans la Vessie.

On a porté depuis fort long-temps des injections dans la vessie lorsque cet organe renferme une pierre, tantôt pour calmer les douleurs et l'irritation que détermine la présence du corps étranger, et d'autres fois dans l'intention de le dissoudre. Baronius (1) s'exprime en ces termes : *In vesicam etiam per siphonem possunt commodè infundi eadem medicamenta dolorem lenientia, non sine delectu et sine indicationibus, ut multi faciunt qui indistinctè varia medicamenta in vesicam infundentes, potiùs adaugent quàm minuant dolorem. Quàpropter, si conjectimus calculum esse asperum et friabile, cum arenulatîs copiâ, tunc omnis ratio collegit medicamenta quidem dolorem lenientia, sed tùm detergentia adhibenda esse, qualia sunt oleum amygd., decoctum radicis altheæ, etc.* Dans un autre endroit (2), le même auteur dit que l'on peut de la même manière faire dans la vessie des injections propres à dissoudre la pierre, et

----

(1) THÉOD. BARONIUS, *de Operationis mejendi triplici læsione et curatione*, lib. 1, pag. 115, 1614.

(2) *Idem*, pag. 141.

il cite comme telles le jus de citron, le sang de bouc, etc.

Plus tard on reconnut l'impuissance de pareils dissolvans. Pour suivre une marche plus rationnelle, on fit des expériences sur des pierres hors de la vessie, et bien que l'on eût sur la nature des calculs des idées fausses, que l'on ne vît dans ces corps qu'un tartre animal semblable au tartre fourni par les végétaux (1), cependant on reconnut l'action qu'exercent sur eux les alcalis et les acides, sans distinguer encore, à la vérité, quels étaient ceux d'entre eux qui pouvaient être dissous par les uns ou les autres de ces réactifs. Hales fit à ce sujet un très-grand nombre d'expériences, par lesquelles il reconnut l'action que les alcalis et les acides affaiblis peuvent exercer à la longue sur les calculs. Il introduisit ces dissolutions dans la vessie d'animaux vivans, et il conclut de ses expériences que l'on pourrait porter ces réactifs dans la vessie de l'homme et parvenir à dissoudre les calculs qui s'y trouvent. Pour arriver plus sûrement à ce résultat, il imagina un procédé très-ingénieux dont je parlerai tout-à-l'heure.

Langrish (2), pour prouver que les réactifs lithontriptiques peuvent être introduits dans la

---

(1) HALES, *Statique des Animaux*, pag. 163.
(2) *Physical experiments upon brutes*. London, 1746.

vessie, a fait sur des chiens, deux fois par jour, des injections avec de l'eau de chaux, à laquelle il ajoutait quinze ou vingt gouttes d'une solution de potasse caustique. Les animaux ne témoignaient aucune douleur et n'éprouvèrent aucun accident. Au dire de Whytt (1), Campbell fit une semblable injection dans la vessie d'un enfant de trois ans, qui la garda pendant quatre heures.

Butter (2), qui administrait aux calculeux l'eau de chaux en boissons, en lavemens et en injections, avait imaginé, pour pratiquer ces dernières, un appareil composé d'une espèce de soufflet, dans lequel il plaçait une vessie de veau contenant l'eau de chaux. Il y adaptait une canule en ivoire, longue de quatre à cinq pouces, qu'il introduisait dans le canal de l'urètre pour faciliter l'entrée de l'injection dans la vessie.

Rutherfood avait fait en 1753 l'essai de cet appareil sur un montagnard écossais qui était venu se faire traiter à l'hôpital royal d'Edinburg. La présence d'une pierre volumineuse ayant été reconnue par la sonde, on injecta, soir et matin, quatre ou cinq onces d'eau de chaux, et l'on don-

---

(1) *An Essay on the virtues of lime in the cure of the stone*, trad. en français par Roux.

(2) Butter (Wil.), *a Method of cure for the stone chiefly by injections*. Edinb., 1754.

nait en boisson cette même préparation. A la fin du traitement, que, d'après le contenu de l'observation, on peut supposer avoir duré quatre mois environ, les douleurs avaient entièrement disparu, et la sonde, introduite dans la vessie, ne rencontrait plus de pierre.

On peut justement s'étonner de voir de semblables tentatives demeurer sans imitateurs après de tels résultats.

Deux choses manquaient à cette méthode de traitement par les injections, telle que Hales l'avait proposée : 1°. distinguer les calculs solubles dans les alcalis de ceux qui peuvent être dissous par les acides ; 2°. connaître de quelle nature est le calcul contenu dans la vessie. La première de ces difficultés a été aplanie par les travaux de la chimie moderne ; la seconde est aujourd'hui presque complètement vaincue, ainsi que je l'ai dit au chapitre III.

Fourcroy et M. Vauquelin, qui ont plus que personne contribué à la solution de ces deux questions, ont poursuivi avec une admirable persévérance leurs recherches sur la dissolution des calculs, et ils étaient en droit d'espérer de parvenir à ce but tant désiré. « Il n'est pas douteux, disent-ils (1), que la chimie, une fois

---

(1) *Mémoires de la Société médic. d'Emulation,* tom. II, pag. 76.

assurée de la nature intime des diverses espèces de calculs urinaires humains, ne fournisse des dissolvans appropriés à chacun d'eux; ces dissolvans peuvent être réduits à trois, savoir : la potasse en lessive étendue, pour les calculs d'acide urique et d'urate d'ammoniaque ; l'acide muriatique très-affaibli pour ceux de phosphate ammoniaco-magnésien; et l'acide nitrique, également affaibli, pour les calculs mûraux (1). La voie de l'injection dans la vessie est le moyen le plus certain pour opérer cette dissolution : elle ne paraît pas devoir être suivie

---

(1) « Les calculs mûraux ou moriformes, avaient dit auparavant Fourcroy et M. Vauquelin, composés d'oxalate de chaux et d'une matière animale colorée, ont été les plus difficiles à dissoudre , mais n'ont pas résisté cependant à nos procédés ordinaires. Des fragmens de ces calculs, suspendus dans l'acide nitrique faible et d'une acidité bien supportable pour les organes, se sont ramollis, seulement avec moitié plus de temps que les précédens; ils se sont réduits à de petites masses molles, d'un brun clair, que la moindre pression écrasait, et qui n'étaient plus que le gluten animal privé de l'oxalate de chaux dissous dans l'acide nitrique. On a retrouvé cet oxalate dans l'acide dissolvant par le moyen de l'ammoniaque. »

La dissolution des calculs d'oxalate de chaux s'opère très-lentement, ainsi qu'on le voit, et n'est point complète sans le secours de la chaleur : c'est ce qui m'a engagé à les regarder comme insolubles sous le rapport pratique.

d'aucun danger. On a plusieurs fois injecté dans la vessie des liqueurs plus âcres et plus actives que celles que l'on propose ici ; l'urine elle-même a souvent plus d'âcreté. »

Cette espérance, conçue par des hommes aussi illustres, était bien faite pour être partagée : cependant la médecine négligea de nouveau les secours que la chimie venait lui offrir ; on ne fit pas même sur le vivant l'essai de cette méthode, et les chirurgiens continuèrent à mettre en œuvre les instrumens propres à l'opération de la taille, que Fourcroy se flattait de voir bientôt rongés de rouille.

Il est facile de concevoir combien on pourrait plus sûrement et plus promptement dissoudre les calculs par des injections, si l'on parvenait à envelopper préalablement ce corps dans une sorte de poche, qui n'étant point altérée par les reactifs, préserverait la vessie de leur atteinte. Percy a déclaré dans une des séances de l'Académie de Chirurgie qu'il avait poursuivi cette idée, mais qu'il l'avait abandonnée comme un rêve de jeunesse (1). Cependant il affirma qu'il

_____

(1) *Voyez* le procès-verbal de la séance du 13 février 1823.

Le journal intitulé *Archives générales de Médecine* a commis une erreur en rendant compte de cette séance, tom. 1ᵉʳ, pag. 290. M. Percy n'a pas revendiqué l'inven-

avait déposé dans les archives de l'ancienne Académie la description et les dessins d'un instrument qu'il destinait à cette opération. M. Civiale, dans ces dernières années, conçut aussi l'espoir de faciliter la dissolution des calculs dans la vessie, en les enveloppant d'une sorte de poche dont il a donné le dessin (1); mais il fut arrêté au même point où l'avait été Percy, c'est-à-dire, par la difficulté de trouver un tissu inaltérable. A mon tour j'ai laissé mon esprit s'égarer à la recherche de cette découverte. Pensant que l'on pourrait tirer parti de l'invention de la toile métallique, je fis faire, d'après ce procédé, un tissu de platine extrêmement fin; mais, d'une part, cette toile n'avait pas tout-à-fait assez de souplesse, et de l'autre, bien qu'elle fût très-serrée, ses mailles se laissaient traverser par le liquide. Je supposai que l'amiante pourrait avoir des avantages analogues à ceux du tissu de platine, sans présenter les mêmes difficultés. Je savais qu'on avait autrefois fabriqué de la toile avec cette substance; je cherchai dans les ouvrages anciens, mais ne trouvai rien qui pût m'apprendre

tion des instrumens propres à briser la pierre, mais seulement celle d'instrumens capables d'en favoriser la dissolution.

(1) *Nouvelles Considérations sur les Rétentions d'urine.* Paris, 1823.

le procédé que l'on avait suivi. Au commencement de ce siècle, une Italienne, madame Perpenti, publia (1) un procédé pour filer l'amiante. Je me suis procuré de l'asbeste de Gênes et de la Valteline ; j'ai fait des essais avec l'un et l'autre, en suivant aussi exactement qu'il m'a été possible les conseils que donne cette dame, et cependant je n'ai pu parvenir jusqu'ici à obtenir un tissu. Il me paraît probable que si je n'ai pas réussi, je ne dois en accuser que les vices du procédé que j'ai suivi, puisque madame Perpenti annonce qu'elle s'est fait de la sorte des gants et des mouchoirs, et puisque les moyens de filer l'amiante étaient connus autrefois. Peut-être, en variant mes tentatives, serai-je plus heureux. Quant aux instrumens propres à porter une poche dans la vessie et à envelopper la pierre, j'en ai imaginé plusieurs que je décrirai au chapitre huitième, en parlant du brisement mécanique.

Des Injections continues et de la Sonde à double courant. Si des réactifs faibles introduits en petite quantité dans la vessie pendant un temps limité exercent sur les calculs qui s'y trouvent contenus une action assez marquée, la dissolution doit être opérée plus rapidement

---

(1) *Annales des Arts et Manufactures*, 1re collection, tom. XL, pag. 192 ; et tom. XLIX, pag. 298.

lorsque le liquide dissolvant arrive dans la vessie par un courant continu, et si, au lieu de
quelques onces, on a fait circuler dans cet organe plusieurs pintes dans un instant très-court.
C'est d'après ce raisonnement et pour arriver
à ce but, que Hales fit exécuter un appareil
qu'il décrit de la manière suivante : « Je fis faire
à un ingénieux artiste une sonde creuse, dont
la cavité était divisée longitudinalement par une
même cloison en deux tubes, dont les extrémités s'écartaient l'une de l'autre ; j'avais ajusté à
l'un de ces tubes une trachée-artère d'oie, ou
l'urètre d'un bœuf, lequel, à l'aide d'un tuyau
de verre, recevait la liqueur qui coulait d'un
grand vase placé trois pieds au-dessus de la
sonde creuse : ainsi la liqueur passait par un
des tuyaux de la sonde dans la vessie, et après
y avoir circulé, elle sortait par l'autre tuyau. Par
le moyen de cet instrument, j'ai fait circuler
dans la vessie d'une chienne vingt-trois pouces
cubes d'une liqueur dissolvante, après quoi je
fis circuler pendant quatre heures et demie, de
la même manière et sans interruption, trois gal-
lons ou neuf cents pouces cubes d'eau, qui avait
la chaleur de l'urine, ce qui ne fit aucun mal
sensible à la chienne » (1).

Personne cependant ne tenta de mettre à

---

(1) *Statique des Animaux*, pag. 175.

profit pour la chirurgie les recherches de Hales, et je ne pense pas que cet appareil ingénieux ait jamais reçu d'application jusqu'à ces dernières années. M. Gruithuisen (1) est, je crois, le premier qui en ait senti l'importance, et se soit occupé de répéter les expériences du physiologiste anglais. Afin de diriger plus sûrement la liqueur dissolvante sur le calcul, il modifia l'appareil de Hales, ainsi qu'on peut le voir (pl. 1, fig. 1 et 2).

La fig. 2 représente une canule d'argent de quatorze pouces de longueur et de quatre lignes de diamètre ; elle contient une tige terminée par un bouton *a f g* qui sert à fermer son ouverture, et qui favorise son introduction et sa sortie. Cette grosse canule sert de conducteur pour tous les instrumens que l'on veut ensuite porter dans la vessie. La fig. 1 représente la canule à injection ; en *e* est fixée une petite tige qui appuie sur la pierre, et la maintient à une distance constante de la canule, afin que le liquide vienne frapper sur elle. Dans cette canule on en glisse une d'ivoire ou de corne, à travers laquelle arrive l'injection, qui s'en retourne par l'intervalle existant entre les deux canules. Comptant, pour détruire la pierre, et sur la nature dissolvante de l'injection, et sur le choc du

---

(1) *Gazette de Saltzbourg* , 1813. Saltzb. , *Med: chirur.* , Zeitang.

liquide sur le calcul, M. Gruithuisen veut que l'on place le réservoir dans lequel il est contenu sur le toit de la maison, qui doit avoir deux étages au moins, et qu'on le fasse arriver par des conduits en bois dans la chambre du malade. On sait en effet que l'eau tombant sur les pierres les plus dures finit par les user et les détruire (1). Cependant je crois que ce choc, long-temps répété, pourrait causer dans la vessie une irritation dangereuse, et l'on ne devrait tenter ce moyen qu'avec précaution.

En 1821, l'un des chirurgiens les plus ingénieux de notre époque, M. J. Cloquet, guidé sans doute par les mêmes raisonnemens que Hales, dont le travail avait été totalement oublié, fut conduit à employer une sonde double pour dissoudre les pierres dans la vessie (pl. ii, fig. 7). La ligne ponctuée indique la cloison qui établit une séparation et partage la sonde en deux conduits. A la branche supérieure de la bifurcation *A* est adapté un tuyau élastique, muni d'un robinet qui va se rendre à un baquet servant de réservoir, placé à plusieurs pieds audessus du lit du malade. A la branche inférieure *B* est adapté un autre tuyau élastique qui va porter le liquide sortant de la vessie dans un

---

(1) Ovide a dit :

Quid magis est saxo durum ? quid mollius undd ?
Dura tamen molli saxa cavantur aquá.

baquet placé sous le lit du malade (1). Crai-
gnant (à tort peut-être) l'effet des réactifs
même très-affaiblis , M. J. Cloquet préféra
faire arriver dans la vessie de l'eau distillée,
qui, privée de toute matière étrangère, serait
plus disposée à se charger des sels composant
le calcul. Mais avant de tenter sur l'homme
vivant l'emploi de cet appareil, il voulut savoir
quel serait son effet hors de la vessie, et il sou-
mit à un courant d'eau distillée des calculs de
diverse nature, ayant eu la précaution de placer
de distance en distance une goutte de cire à ca-
cheter qui, préservant quelques portions de la
dissolution, pût lui indiquer le point de départ.
J'ai vu entre les mains de ce praticien une
pierre qui m'a parue être formée d'acide urique,
et qui, après avoir été soumise pendant un mois,
cinq heures chaque jour, à l'action du courant,
avait perdu une ligne èt demie de son diamètre.
Les effets de cette méthode sont, comme on voit,
un peu lents : cependant je désire attendre, pour
me former sur elle une opinion arrêtée, que M. J.
Cloquet ait publié le résultat de ses expériences,
et le tableau du degré de solubilité des différens calculs par l'eau distillée. Si l'on voulait faire
arriver dans la vessie un réactif faible, dont on

____

(1) Cet instrument se trouve chez M. Morette , coutelier, rue des Canettes.

aurait fait choix d'après la nature présumée du calcul (*voy.* chap. iii), il vaudrait mieux avoir une sonde double en platine. Si l'on désire seulement établir un courant d'eau simple ou distillée , dans l'intention de détruire une pierre, ou pour guérir un catarrhe de vessie , on devrait préférer une sonde double en gomme élastique (1). La sonde à double courant pourrait être employée avec avantage lorsque la pierre est peu volumineuse. Je suppose en effet que ce corps ait sept lignes de diamètre; si le malade se soumet dix heures par jour pendant un mois à l'emploi de la double sonde , sa pierre ayant perdu trois lignes de son diamètre, sera réduite à quatre lignes, et pourra sortir à travers le canal de l'urètre sans aucune dilatation, et, je crois, avec d'autant plus de facilité , que l'action du courant aura rendu sa surface lisse et polie. Si, au lieu d'eau simple , on faisait arriver dans la vessie les réactifs extrêmement affaiblis proposés par Fourcroy et M. Vauquelin, la dissolution serait opérée bien plus promptement encore.

La sonde à double courant doit, ce me semble , toujours être mise en usage lorsque la pierre est adhérente à la membrane muqueuse,

----

(1) On trouvera ces sondes chez M. Greling, quai Pelletier , n° 36.

lorsqu'elle est enchatonnée ou contenue dans un cystocèle , lorsqu'il n'existe dans la vessie que des graviers. Enfin si cette méthode cause trop de longueur pour être employée seule lorsque le calcul est d'un volume médiocre , elle peut du moins servir de complément au brisement mécanique, entraîner la poussière, atténuer les fragmens et déterminer leur issue. Son emploi est toujours sans douleur et sans danger. M. Magendie a bien voulu me communiquer l'histoire d'un Anglais qu'il a soumis, il y a environ un an, à l'emploi de la double sonde. Agé de quarante-cinq ans environ, il paraissait avoir des calculs dans les reins ; sa vessie contenait une pierre adhérente ; il y avait incontinence d'urine, et ce liquide entraînait une grande quantité de matière purulente. On établit d'abord un courant d'eau mucilagineuse très-chaude, une demi-heure chaque jour, pendant six semaines ; puis on fit arriver dans la vessie de l'eau acidulée avec l'acide sulfurique, environ douze ou quinze litres chaque fois : ce liquide déterminait l'issue d'une assez grande quantité de détritus, et bientôt la douleur fut calmée ; l'incontinence d'urine et la suppuration de la vessie cessèrent. Pour rendre la guérison plus prompte, M. Magendie, de concert avec M. Amussat, introduisit dans la vessie, au moyen d'une canule, de petites râpes qu'il passait et repassait sur le calcul fixé dans le lieu qu'il occupait (1); par ce moyen on détachait chaque jour quelque portion de la pierre qu'entraînait ensuite la double sonde. Le malade était dans cet état lorsque ses affaires le rappelèrent dans sa patrie.

CHAPITRE VI.

Dissolution par la pile voltaïque.

Lorsque l'on eut reconnu que le galvanisme pouvait exercer une action très-puissante sur les corps inorganiques et en déterminer la décomposition, on pensa qu'il serait possible de l'appliquer à la dissolution des calculs. M. Bouvier Desmortiers fut le premier qui conçut et manifesta cet espoir (2). Je crois même qu'il fit des expériences à ce sujet; mais elles ne se trouvent pas dans son ouvrage, et j'ignore où elles ont été consignées. Cependant, à cette époque, toute la puissance de la pile n'était pas connue; elle n'avait pas encore, entre les mains de M. Davy, amené la découverte d'une classe toute entière de métaux.

―――――――――――――――

(1) Opération tout-à-fait analogue à celle que le général Claude Martin pratiqua sur lui-même, et dont je parlerai plus tard.

(2) *Examen des principaux systèmes sur la nature du fluide électrique et sur son action.*

M. Gruithuisen adoptant les idées de M. Desmortiers, entreprit par des expériences d'en démontrer l'exactitude. Il prit deux conducteurs en platine, les couvrit séparément d'un fil de soie dans toute leur étendue, excepté à leurs extrémités qui devaient être en contact avec la pierre. Il étendit ensuite sur eux une couche de gomme-laque afin de les isoler, après quoi il les fixa l'un à côté de l'autre avec un fil de soie couvert également d'une couche de gomme. Passant alors ses conducteurs ainsi disposés jusque sur le calcul, au travers d'une sonde, il établissait le courant galvanique. M. Gruithuisen avait encore imaginé d'introduire les conducteurs dans un tube de verre partagé en deux dans son intérieur : il construisait cet appareil en plaçant à côté l'un de l'autre deux petits tubes de baromètre demi-cylindriques, et les unissant ensemble (*voyez* pl. 1, fig. 7); il glissait ensuite le tout dans une canule métallique. Il recommande de ne laisser dépasser les extrémités des fils de platine qu'autant qu'il est nécessaire pour les mettre en contact avec la pierre, parce que l'action galvanique est d'autant plus intense que les conducteurs sont plus rapprochés ; il faut prendre garde cependant qu'ils ne soient en contact l'un avec l'autre, ou assez près pour que le fluide galvanique puisse se transmettre de l'un à l'autre sans arriver jusqu'à la pierre.

M. Gruithuisen dit que presque aucun calcul ne résiste à l'action d'une pile composée de trois cents couples; des trous profonds sont creusés en quelques minutes, dans son épaisseur, aux endroits qui sont en contact avec les conducteurs. Il conseille même, si la pierre est extrêmement dure, d'employer six cents à mille disques : on la verrait alors fondre comme du beurre (1).

En 1823, MM. Prévost et Dumas eurent également l'idée d'appliquer la pile galvanique à la dissolution des calculs urinaires, et l'on peut facilement se persuader que, pour la concevoir, ils n'eurent pas besoin du travail de M. Gruithuisen, habitués qu'ils étaient à voir les rapports qui existent entre les sciences physiques, la physiologie et l'art de guérir. Leurs recherches, plus complètes que celles du docteur bavarois, ont été communiquées à l'Académie des Sciences (2). En voici l'exposé.

Il s'agissait d'abord de reconnaître l'action de la pile sur le calcul hors de la vessie. MM. Dumas et Prévost ont, en conséquence, soumis un calcul fusible à l'action d'une pile de cent vingt couples, que l'on chargeait d'heure en heure. Les conducteurs en platine qui touchaient le

---

(1) *Gazette de Saltzbourg*, 1813.

(2) *Annales de Chimie et de Physique*, juin et juillet 1823.

calcul étaient distans de six à huit lignes, et plon-geaient, ainsi que lui, dans un vase rempli d'eau pure. Après douze heures, la pierre, qui, au commencement de l'opération, pesait 92 grains, était réduite à 80. Après seize nouvelles heures, elle ne présenta plus qu'une masse tellement friable, qu'elle se réduisit en petits grains cris-tallins par l'effet de la plus légère pression. Les fragmens les plus volumineux n'étaient pas de la grosseur d'une lentille.

Désirant connaître si une pile de cette force ne produit pas sur la vessie une irritation trop vive, MM. Dumas et Prevost fixèrent entre les conducteurs un fragment de calcul et l'introdui-sirent ainsi disposé dans la vessie d'une chienne. Le courant fut établi, et l'animal supporta l'ac-tion galvanique pendant une heure sans témoi-gner de souffrance. La même expérience ayant été répétée pendant six jours, le fragment de calcul était devenu très-friable et avait beaucoup perdu de son poids. MM. Dumas et Prevost se sont encore assurés du peu de danger d'une pile de 120 à 130 paires, en plongeant la langue dans le liquide où arrivaient les fils conducteurs, de telle manière qu'elle n'en fût éloignée que de 15 à 18 lignes : cet organe ressentait à peine l'in-fluence galvanique. L'appareil dont se servaient ces messieurs se compose d'une sonde en gomme élastique, qui reçoit deux conducteurs en platine, revêtus d'un fil de soie dans toute leur longueur, excepté à leurs extrémités, qui, légèrement écartées par un ressort, vont se fixer sur un bouton d'ivoire qui ferme l'ouverture de la sonde. Ce bouton est formé de deux moitiés de sphère fixées chacune à l'un des conducteurs, de telle sorte que leur partie plane, où le platine est à découvert, se trouve en contact avec la pierre.

Avant d'établir dans la vessie de l'homme un courant galvanique, MM. Dumas et Prevost voulurent faire sur des animaux vivans un essai complet ; pour cela ils pratiquèrent une incision aux parois abdominales de quelques chiens et placèrent des calculs dans leurs vessies, se proposant d'en opérer la dissolution après la guérison des plaies. Les résultats de ces expériences n'ont pas été publiés.

MM. Dumas et Prevost, après plusieurs expériences, ont reconnu qu'une injection faite avec une dissolution de nitrate de potasse rend l'action de la pile plus prompte que lorsqu'on injecte de l'eau seulement. Lorsque le calcul est formé d'acide lithique pur, il ne peut être dissous par l'action seule de la pile ; car toutes ses molécules étant de même nature, sont également attirées par un seul pôle ; mais si l'on fait plonger le calcul dans une solution de nitrate de potasse et que l'on fasse toucher les conducteurs, le sel sera décomposé. Or, comme le fil de platine est en contact avec le calcul, la potasse, à mesure qu'elle sera mise en liberté, se combinera avec l'acide urique, avec lequel elle forme un composé soluble. Voici une théorie chimique qui, au premier abord, pourra paraître toute simple; mais les choses se passent-elles de la même manière dans la vessie de l'homme?

L'appareil qu'ont employé MM. Dumas et Prevost me paraît présenter quelques inconvéniens : ainsi la pierre étant libre dans la vessie, les fils conducteurs resteront difficilement en contact avec elle ; il arrivera qu'ils toucheront par instans les parois de la vessie et causeront une irritation dangereuse. On pourrait éviter cet inconvénient et rendre l'action de la pile plus énergique en opérant de la manière suivante : on commencerait par saisir le calcul avec un instrument analogue à celui que j'ai nommé *lithoprione*. (*Voyez* pl. 3, fig. 1 et 3). Il se compose de deux canules, dont l'une, plus petite, est reçue dans la cavité de l'autre ; entre elles existe un intervalle qui, pour l'emploi de la pile, serait plus grand que lorsqu'on veut briser la pierre. Dans cet intervalle glissent quatre ressorts de montre, r, r, r, r, fig. 3, qui vont se fixer sur un bouton B, et sont destinés à saisir la pierre. A l'un de ces ressorts serait fixé un fil de platine, de telle manière qu'il fût isolé par de la soie revêtue de gomme-laque. Ce premier conducteur se trouverait nécessairement en contact avec la superficie de la pierre. Ce corps, une fois saisi par l'instrument, on ferait agir sur lui, comme pour le brisement mécanique, le perforateur représenté pl. 3, fig. 2, monté sur un chevalet, fig. 4, et mis en mouvement par un archet ou par une petite manivelle fig. 5. Le calcul étant perforé en totalité ou en partie, on retire la tige armée de la scie circulaire, l'on glisse à sa place, à travers la canule interne, le second conducteur de platine, que l'on porte jusque dans le trou fait à la pierre, et l'on établit le courant. Le calcul ainsi attaqué par le centre et la superficie, se dissout plus promptement, il ne peut échapper à l'influence de la pile, et la vessie n'a rien à craindre du fluide galvanique.

Nous avons vu dans les expériences de MM. Dumas et Prevost que l'action du galvanisme, peu forte sur le calcul lorsqu'on emploie l'eau seule, est rendue plus énergique lorsque l'on ajoute du nitrate de potasse. Il me paraît probable que, par des tentatives suivies, on pourra, en déterminant ainsi des réactions et des combinaisons chimiques, opérer plus promptement la dissolution des calculs dans la vessie. On pourrait alors modifier à cet effet l'instrument que j'ai décrit tout-à-l'heure, et substituer aux ressorts

de montre qui seraient attaqués par les réactifs
des fils de platine un peu forts, qui iraient se fixer
sur un bouton également en platine, et servi-
raient à maintenir la pierre.

CHAPITRE VII.

Extraction des Calculs à travers le canal de l'urètre, avec ou sans dilatation.

IL n'est pas rare de trouver dans les auteurs
des exemples de pierres s'échappant spontanément de la vessie, et arrivant au dehors après
avoir traversé toute l'étendue de l'urètre. Chez
les femmes surtout, le canal, plus court, plus
extensible, peut donner passage à des calculs
d'un volume énorme; ainsi Bartholin (1) parle
d'une femme qui rendit par le canal de l'urètre
une pierre du volume d'un œuf de poule. Bo-
relli (2) en cite une autre chez laquelle un
calcul du volume d'un œuf d'oie sortit spontanément. Colot rapporte un fait semblable.
M. Molineux (3) a mesuré une pierre sortie
à travers le canal urinaire d'une jeune fille,

---

(1) *Hist. Anat.,* cent. 1, hist. 71.
(2) Cent. 11, obs. 22.
(3) *Philos. Transactions,* n° 232.

qui avait sept pouces six lignes dans son plus grand diamètre, et cinq pouces trois quarts dans le plus petit. Kerkring, Grunewald, Morand, parlent de pierres de six, sept et huit onces, et l'on trouve, dans les Mémoires publiés par M. Jelloly, un grand nombre de faits semblables à ceux que je viens de citer (1). On conçoit, après de tels exemples, combien fréquemment il a dû arriver que des calculs d'un petit volume aient trouvé une issue à travers le canal de l'urètre de la femme.

Chez l'homme, les circonstances ne sont pas à beaucoup près aussi favorables : des graviers s'échappent, il est vrai, avec facilité ; mais pour peu qu'ils soient volumineux, ils ne peuvent trouver passage, ils séjournent dans la vessie et deviennent de véritables calculs. Quelques exemples cependant prouvent que non - seulement des graviers volumineux mais encore des calculs peuvent s'échapper spontanément à travers le canal de l'urètre : ainsi Kentmann (2) rapporte que son beau-frère, âgé de soixante-dix ans, avait rendu dix-huit pierres sans aucune douleur ; les plus grosses égalaient le volume

---

(1) *Philosoph. Transactions*, vol. 12, 15, 17, 20, 34, 42 et 55.

(2) *De Calculis*, cap. VII.

d'une noisette, et les plus petites étaient comme des pois.

Des Pierres arrêtées dans le canal. Il est rare que les calculs traversent l'urètre chez l'homme et même chez la femme avec autant de facilité ; le col de la vessie, disposé en forme d'entonnoir, leur permet bien de s'y engager lorsqu'ils sont peu volumineux ; mais bientôt ils se trouvent arrêtés et occasionent, ou bien une suppression d'urine lorsqu'ils bouchent entièrement l'urètre, ou une incontinence de ce liquide lorsqu'à cause de leur forme irrégulière ils ne ferment pas complètement le col de la vessie. Les calculs peuvent ainsi rester engagés dans toutes les parties de l'urètre, depuis la portion prostatique jusqu'au méat urinaire. Pour les extraire, on a mis en usage de petites curettes, des pinces de différentes formes, des anses métalliques ; on les a perforés avec une tarrière ; on a exercé la succion à l'extrémité de la verge, soit avec la bouche, soit avec de petites pompes ; enfin on a joint à tous ces moyens les bains et les injections huileuses. Je citerai quelques exemples de chacun de ces procédés.

Mauquest Delamotte (1) rapporte qu'une femme enceinte vint le trouver, souffrant de

______

(1) *Traité complet de Chirurgie.* Paris, 1732, obs. 323.

grandes douleurs par l'effet d'une pierre qui s'était engagée dans le canal de l'urètre ; il en favorisa la sortie au moyen d'une petite curette : elle égalait en volume une grosse amande. Le même (1) rapporte qu'il fut appelé pour un enfant qui souffrait d'une rétention d'urine. Après avoir palpé toute la longueur du canal de l'urètre, ne trouvant aucune dureté, il introduisit la sonde ; mais en arrivant au col de la vessie, il heurta un calcul qui fut repoussé dans cet organe. Lamotte recommanda au père de l'enfant, si le même accident se renouvelait, de sucer fortement la verge, en pressant sur le canal derrière la pierre. Peu de jours après, une nouvelle rétention d'urine eut lieu : Lamotte fut appelé de nouveau. « Comme la petite pierre, dit-il, était fort éloignée, sans que, par le sucement ou par d'autres moyens, je pusse la faire avancer, je fis mettre par un coutelier un fort ressort à mon *bec de bécasse* (2), que je fis limer et diminuer autant que je le pus ; je l'introduisis dans le canal jusqu'à la pierre, que je touchais, tenant bien serré mon instrument; après quoi je laissai agir le ressort, qui le fit ouvrir considérablement, et cette petite pierre s'étant engagée entre les serres de

----

(1) *Ouvrage cité*, obs. 325.
(2) Sorte de pince.

cet instrument, je l'attirai au dehors, non sans faire beaucoup de douleur. »

Lamotte fit à un autre enfant, au moyen du même instrument, l'extraction d'un calcul gros comme un haricot, qui s'était arrêté au-dessous du gland. Fabricius Hildanus (1) conseille de saisir le calcul avec une pince, dont il donne le dessin, et qui ressemble à nos pinces à pansement : la main gauche agissant sur le corps étranger à travers les parois de l'urètre, l'engagera entre les serres et l'empêchera de retomber dans la vessie.

L'instrument de ce genre dont on a fait le plus généralement usage depuis un demi-siècle pour extraire les calculs de l'urètre, est la pince inventée par Hales (2), que l'on a depuis attribuée à Hunter, et qui porte son nom.

« Pendant que je travaillais à ces expériences sur le calcul, dit Hales, il me vint en pensée qu'avec l'aide de l'instrument que je vais décrire, on pourrait faire sortir ces grosses pierres graveleuses qui demeurent souvent plusieurs jours dans l'urètre, et causent des douleurs violentes au malade, qui n'en peut être quelquefois délivré que par le moyen des incisions.

---

(1) *De Lithotomiâ vesicæ*, cap. XXVI, pag. 180.

(2) *Statique des Animaux*, trad. par Sauvages, pag. 197.

J'ai coupé l'extrémité inférieure d'une sonde étroite, et par ce moyen je pouvais y introduire un stylet ou une pince ; je divisai l'extrémité inférieure de cette pince en deux branches, de la même manière que le sont ces pincettes dont on se sert pour s'arracher le poil du nez. Les bouts de ces deux branches étaient un peu tournés en dedans ; elles étaient souples et flexibles, de sorte qu'elles ne pouvaient blesser les parois de l'urètre en les écartant l'une de l'autre. »

« Pour se servir de cet instrument, on introduit les branches de la pince dans la canule ; et lorsque la canule a été poussée dans l'urètre jusqu'à l'endroit où se trouve le calcul, on la retire afin de faire place aux branches de la pince, qui s'écartent naturellement ; on pousse ensuite la pince un peu plus avant, de manière qu'elle embrasse la pierre, et l'on fait glisser de nouveau la canule dans l'urètre, afin que la pierre saisisse promptement le calcul et le tire dehors.

» Ce petit instrument sera donc propre à tirer ces pierres qui s'arrêtent dans l'urètre après avoir passé l'endroit où ce canal fait une courbure près de l'os pubis, et je sais qu'elles s'arrêtent ordinairement dans les endroits de ce conduit qui sont à la portée de ce petit instrument ; mais si elles s'arrêtaient avant d'avoir passé la courbure de l'os pubis, on pourrait vraisemblablement les tirer en pliant cet

instrument comme on plie les sondes ordinaires. Si le stylet était d'argent, on le plierait plus
aisément. »

Hales dit ensuite qu'il a envoyé cet instrument à Ranby, qui, par son moyen, est parvenu
à tirer facilement plusieurs pierres de l'urètre.
Depuis lors un très-grand nombre de chirurgiens l'ont mis en usage sous le nom de *pince
de Hunter*.

M. le professeur Boyer (1) dit avoir une fois
employé avec succès la méthode de Marini, qui
consiste à introduire dans l'urètre une anse ovale
métallique, que l'on porte jusque derrière le
calcul, et dans laquelle il se trouve engagé.

La succion de la verge a plusieurs fois déterminé la sortie de calculs engagés dans l'urètre,
et ce moyen paraît avoir été connu depuis long-
temps : voici comment s'exprime Franco (2).

« Si, après que la pierre sera parvenue jusqu'à la verge, elle ne peut de soi-même ne
par l'ayde des remèdes susdits, sortir dehors,
je conseille que quelque personnage la tette :
car par ce moyen elle a été tirée de plusieurs. »
Nous avons vu que Lamotte exerça vainement
la succion sur la verge de l'enfant qui fait le

---

(1) *Traité des Maladies chirgicales*, tom. IX, p. 497.
Paris, 1824.

(2) *Traité très-ample des Hernies*, pag. 113.

sujet d'une des observations rapportées ci-dessus. Fabrice de Hilden (1) blâme ce moyen, en ce qu'il produit souvent un écoulement de sang abondant et dangereux.

Chopart (2) rapporte qu'un enfant de quatre ans avait, depuis plusieurs jours, une pierre engagée dans le canal ; les injections huileuses, les bains, avaient été inutiles, et l'on se disposait à employer des pinces ou une curette pour en faire l'extraction, lorsqu'un domestique que l'on avait laissé près du petit malade imagina de placer l'extrémité de la verge entre ses lèvres, et d'exercer une forte succion, ce qui détermina l'issue d'un gravier et de quelques caillots de sang : seize ans après, le sujet de cette observation jouissait d'une parfaite santé, et n'avait ressenti aucune nouvelle atteinte de la pierre.

M. Laperche fils, médecin à Tonneins, dans une circonstance semblable, employa une pompe pour faire le vide dans l'urètre et rappeler l'écoulement de l'urine (3).

Lorsque, par tous les moyens dont il vient d'être question, l'on ne peut extraire le calcul engagé dans l'urètre, il ne reste plus que deux partis à prendre, faire une incision capable de lui donner

______

(1) *De Lithotomiâ vesicœ*, cap. XXVI.

(2) *Traité des maladies des Voies urinaires*, t. II, pag. 420.

(3) FOURCROY, *Médecine éclairée*, t. II, p. 125.

passage, ou le perforer au moyen d'une sorte de tarrière pour le faire sortir par morceaux. Il n'entre pas dans mon plan de décrire la première de ces opérations. Quant à la perforation du calcul, j'en parlerai dans le chapitre huitième.

Dilatation du canal de l'urètre. La sortie spontanée des calculs à travers l'urètre devait naturellement conduire à penser que la dilatation de ce canal rendrait leur passage plus facile. Ce moyen était depuis long-temps connu des Égyptiens, et généralement employé par eux. Prosper Alpin (1) dit que, pour y parvenir, ils introduisaient dans l'urètre une canule de bois ; ils exerçaient une compression sur la racine de la verge pour empêcher le passage de l'air dans la vessie, puis ils soufflaient fortement et bouchaient l'ouverture de la sonde. Ils se servaient encore de tubes formés d'une substance cartilagineuse d'une grosseur successivement plus considérable et susceptibles de se laisser distendre par l'insufflation. Lorsque la dilatation paraissait suffisante, le chirurgien introduisait le doigt dans l'anus, faisait incliner le malade en avant, poussait le calcul vers le col de la vessie, le forçait à s'engager dans le canal, et l'attirait au dehors par la succion. Prosper Alpin a vu un médecin arabe extraire de la sorte des calculs

_____

(1) *Medecina Egyptiorum.*

gros comme des olives et même comme de petites noix.

Malgré la publicité donnée par Prosper Alpin
au procédé des Égyptiens, la dilatation du canal
chez l'homme est long-temps restée sans application; la plupart des auteurs anciens qui en ont
parlé, tels que Tulpius (1), Jessénius (2), ne
font que rapporter les faits observés par Prosper
Alpin. Mais plus tard on sentit les avantages de
cette méthode, et l'on parvint à déterminer l'issue de calculs peu volumineux, ainsi que nous le
voyons par les observations de Meekren (3), de

---

(1) Tulpius, *Observat. medicæ*, liv. iii, chap. viii.

(2) Jessénius a Jessen, *Institutiones chirurgicæ*, p. 84,
Witebergæ, 1601. Cependant cet auteur ne décrit pas
tout – à – fait comme Prosper Alpin le procédé des
Égyptiens. Voici comme il s'exprime : *Habent aliquot
diversæ latitudinis canulas, sive syringas extensili car-
tilagine confectas ; horum graciliorem urinario canali
immissam, vesicæ cervici infigunt, mox ore quantum
valent inflant, in hâc crassiorem alteram indunt pari-
terque sufflant ; idem assumptâ tertiâ, vel etiam quartâ
repetunt. Quando igitur canalem ita dilatatum ut non
difficulter lapis egredi possit cernunt, ægro in primis
commode collocato, digitoque ano imposito lapidem
ad vesicæ collum diducunt, canulæque imponunt : quo
facto per interiorem canulam spiritum attrahunt, at-
que sic omnis canales unâ cum lapide evehunt.*

(3) Obs. 56.

Helwig (1). Au lieu de l'insufflation des Egyp-
tiens, des cordes à boyau conseillées par Ledran,
les médecins se servent aujourd'hui de sondes
en gomme élastique, dont ils augmentent graduellement le volume. Lorsque la dilatation paraît assez grande pour que le petit calcul puisse
s'échapper, ils retiennent l'urine dans la vessie,
font incliner le malade en avant, après quoi ils
retirent tout d'un coup la sonde, et le flot d'u-
rine entraîne le corps étranger. M. le professeur
Boyer est parvenu, en agissant ainsi, à extraire
quatre calculs assez volumineux de la vessie d'un
homme de soixante ans (2).

Chez la femme, la dilatation du canal de l'u-
rètre a été pratiquée un grand nombre de fois, et
l'on est parvenu à extraire de la sorte des calculs
vraiment énormes. Ainsi Diomèdes Cornarius (3)
rapporte qu'un chirurgien nommé Stromani fit
de cette manière, à une dame de Vienne, l'extraction d'un calcul gros comme un œuf de
poule. Franco (4) se servait pour cette opération
d'un instrument qu'il nomme *dilatoir*, qui se

---

(1) Obs. 134.

(2) *Traitement des Maladies chirurgicales*, tom. IX,
pag. 318.

(3) *Observationum medicinalium*, cap. XVI, pag. 31.
Lipsiæ, 1599.

(4) *Traité très-ample des Hernies*, pag. 143.

compose de deux moitiés de canules munies de branches qui s'articulent et se meuvent comme des ciseaux. Mais bien qu'une vis permît de graduer l'écartement des deux portions de la canule, cependant il paraît que l'on opérait cette dilatation trop promptement et en exerçant sur l'urètre un effort un peu trop brusque, puisque Franco, après avoir parlé de ce procédé, ajoute : « Lesquelles choses ne se peuvent faire sans rompre les fibres du muscle qui retient l'urine : tellement que de toute leur vie l'urine sort par là sans leur congé, ce qui est fort fâcheux. » Tolet (1) employant, ainsi que Franco, un instrument pour dilater le canal, son procédé nécessitait aussi un effort subit qui entraînait une vive douleur : la méthode décrite par Sabatier a le même défaut (2).

Les inconvéniens de cette brusque distension ayant été reconnus, on substitua aux instrumens d'autres moyens capables de produire une dilatation lente et graduée. Une appendice cœcale introduite dans l'urètre et distendue par de l'eau, servit à M. Bromfield pour extraire une pierre de la vessie d'une jeune fille (3). Aujourd'hui l'on se sert plus généralement d'éponges

---

(1) *Traité de la Lithotomie.*
(2) *Médecine opératoire*, tom. II, pag. 103.
(3) *Surgical Observations and Cases,* tom. II, pag. 274.

préparées, dont on augmente peu à peu la grosseur. Pour ne pas empêcher l'écoulement de l'urine, M. A. Cooper a conseillé de placer une sonde au centre de l'éponge (1).

La dilatation du canal de l'urètre peut, ainsi qu'on vient de le voir, procurer l'issue de calculs d'une grosseur médiocre chez l'homme; il faudrait prendre garde cependant d'abuser de ce moyen et de distendre l'urètre outre mesure : un diamètre de cinq lignes ne peut être obtenu qu'avec peine, et beaucoup d'hommes ne peuvent jamais supporter des sondes de ce calibre. Chez la femme, la dilatation pourrait, il est vrai, être portée plus loin; mais outre la douleur qui serait inséparable d'une distension forcée, elle pourrait produire une incontinence d'urine. Il y a quatre ans, l'extraction des pierres faite de la sorte aurait pu me paraître préférable à l'opération de la taille, puisque cette dernière, plus cruelle, plus dangereuse, entraîne souvent après elle la même incommodité que la dilatation; mais aujourd'hui que nous possédons les moyens de briser les calculs dans la vessie, je pense que l'on ne doit dilater le canal qu'autant qu'il est nécessaire pour faciliter l'introduction des instrumens et la sortie des fragmens ; le plus souvent même toute dilatation est inutile. Pour peu que

----

(1) *Médico-Chirurg. Transact.*, vol. viii, p. 433.

les pierres soient volumineuses, il vaut mieux les tirer par morceaux que de s'obstiner à les extraire en totalité.

De l'Extraction des calculs entiers au moyen de pinces et autres instrumens analogues. On ne s'est pas contenté d'élargir le canal de l'urètre pour livrer passage au calcul contenu dans la vessie ; on est encore allé le saisir jusque dans cet organe avec divers instrumens pour l'attirer au dehors lorsque son volume pouvait le permettre. L'idée de cette opération est loin d'être nouvelle, car Sanctorius décrit une pince à trois branches, qu'il introduisait fermée dans le canal de l'urètre ; parvenue dans la vessie, la pince s'ouvrait au moyen d'un stylet que l'on glissait dans son intérieur ; la pierre s'engageait entre les branches écartées, l'instrument se refermait sur elle et l'amenait au dehors. Si le chirurgien éprouvait de la difficulté pour saisir le calcul, il faisait le vide dans la canule avec une seringue ou un siphon, et il l'attirait ainsi entre les branches (1). (Pl. 1, fig. 16, 17, 18.)

---

(1) *Quod si calculus per ureteres ad vesicam dejectus, spatio hebdomadæ circiter cum urinâ non ejiciatur, extrahendus est, ne per moram magnus evadat, quod ut fieret. Excogitavimus syringam quæ in vesicam immittenda est quando lotio est referta (longitudo syringæ in viro est unius spithaminis cum dimidiâ): ea immissâ tunc instrumentum. B. quod unit tres cuspides (dum est*

La fig. 18 représente l'instrument fermé et disposé pour l'introduction. La fig. 16 montre la pince ouverte et prête à saisir la pierre. La fig. 17 est le stylet qui détermine l'écartement ou le rapprochement des branches. Il est difficile, d'après ce dessin, de se rendre parfaitement compte du mécanisme de l'instrument de Sanctorius. On ne peut dire, par exemple, si les branches sont articulées avec le corps de l'instrument ou si elles se continuent avec lui et s'écartent par leur élasticité : cependant je me suis attaché à retracer aussi fidèlement qu'il m'a été possible les figures originales.

Une autre pince à trois branches, destinée, comme celle de Sanctorius, à extraire les calculs, se trouve décrite dans Séverinus (1). Je ne crois

---

in syringâ) aliquanto plus impellitur, ut tricuspides separentur et dilatentur : deinceps extrahitur instrumentum B. *Quo peracto, statim ab urinâ lapis cum impetu ad sinum syringæ ferri solet : qui inclusus inter illas tricuspides statim extrahitur per syringam. Si vero accideret quod urinæ impetus non feret lapillum ad tricipitis sinum; tum cum siphone per vim vacui attrahetur. In feminâ promptius quia breviori syringâ eadem fieri possunt.* (Sanctorius, *Commentaria in primam fen. primi libri canonencis Avicennæ.* Venet., 1626.)

(1) *Mihi instrumentum extractorium proposuit Joannes Germanus, chirurgus sæpius à me licet non satis laudatus. Fistulare illud cum ternis in extremo prehen-*

pas que les instrumens de Sanctorius et de Germanus aient jamais été mis en usage, et l'on aurait d'autant plus lieu de s'étonner aujourd'hui d'un tel oubli que ces pinces à trois branches forment la base de l'un des instrumens que j'ai fait exécuter pour briser les calculs, comme je le montrerai plus tard.

La pince de Hales, ainsi que nous l'avons vu, n'était destinée qu'à extraire les petits calculs engagés dans l'urètre; Desault pensa qu'en lui donnant plus de longueur, on pourrait aller saisir jusque dans la vessie les pierres d'un petit volume et les corps étrangers; plusieurs fois en effet dans de telles circonstances cet instrument a été utile.

M. A. Cooper est parvenu, il y a quelques années, à extraire d'une seule vessie quatre-vingt-quatre petits calculs semblables à de gros pois; pour cette opération, il a fait usage d'une pince dont j'ai donné la figure pl. ii, fig. 10. Elle se compose d'une sonde en acier, fendue,

---

soriis quasi digitalis interne dentatis et modicè simis incurvisque, qui dum inseritur fistula in penem contracti manserint; postquam intrusus calculi locum attigit, claviculo, qui per cochleam in imo torquetur dehiscunt et corpusculum alienum apprehendentes rursus coarctantur, rotato cochleari scapo, sic ut revertentes calculus sequatur. (Severinus, *de Efficaci medicinâ*, cap. cxxxv, pars ii, *de Sectionibus.*)

suivant sa longueur, à l'extrémité. La portion qui reste dans la main de l'opérateur est garnie d'un manche en ivoire. Cette sonde renferme en *c* un bouton métallique fixé à l'extrémité d'une tige qui tient au manche. Ce bouton étant descendu, se trouve en rapport avec une portion de la sonde qui est creuse : on peut alors en rapprocher les branches; mais si en éloignant le manche de la sonde, on fait remonter le bouton en *d*, celui-ci se trouve alors en contact avec un point où la sonde est pleine, et force les branches de s'écarter pour saisir la pierre (1). Cet instrument me paraît avoir un inconvénient de plus que les autres pinces : c'est que, rien n'indiquant à l'opérateur si le petit calcul a été pris entre les branches, il est exposé à retirer la sonde vide, pensant tenir le corps étranger.

Je reviendrai sur l'emploi des pinces en parlant de l'extraction des fragmens du calcul après qu'il a été brisé.

Mauquest de Lamotte rapporte qu'une vieille dévote vint le trouver, disant qu'une épingle grosse et longue qui attachait un bandage de corps était entrée dans sa vessie par un mouvement qu'elle fit pour ramasser quelque chose à terre. Lamotte feignit de croire à l'exactitude du

---

(1) *Med. Chir. Trans.*, vol. II, pag. 349.

récit de la vieille; il introduisit une sonde, et rencontra le corps étranger. Pendant qu'il faisait exécuter au bec de l'instrument divers mouvemens, la tête de l'épingle s'engagea fortuitement dans l'un des yeux, et fut amenée au dehors (1). M. Boyer, retirant une sonde de gomme élastique que portait un malade pour un rétrécissement de l'urètre, entraîna de la même manière un calcul gros comme une fève de haricot qui s'était engagé dans l'un des yeux de la sonde (2). Ces faits sont curieux sans doute, mais l'on ne peut y voir que l'effet du hasard, et l'on ne saurait y trouver aucune application pratique.

CHAPITRE VIII.

Du Brisement de la pierre.

Perforation des calculs engagés dans le canal. Lorsque, par les divers moyens dont il a été question dans le chapitre précédent, on ne parvient pas à extraire un calcul arrêté dans un point du canal de l'urètre, on peut tenter de le briser pour le faire sortir par morceaux. Albucasis est, dit-on, le premier qui ait recommandé ce moyen, et qui l'ait mis en usage. L'instrument

____

(1) Observ. 222.

(2) *Traité des Malad. chirurg.*, t. IX, p. 318.

dont il se servait n'était autre chose qu'un fer triangulaire supporté par un manche, qu'il introduisait avec précaution jusqu'à la pierre, maintenue par une ligature placée autour de la verge. Mais il paraît qu'il n'avait en vue que les calculs retenus dans la fosse naviculaire, car rien ne défendait les parois du canal de la pointe de la tarière pendant l'introduction (1).

Le père de la chirurgie française, Ambroise Paré, pratiqua aussi la perforation des calculs arrêtés dans le canal, au moyen d'un foret qu'il plaçait dans une canule, et qu'il glis-

---

(1) *Quod si calculus parvus fuerit positusque sit in meatu fistulæ urinariæ in eoque figatur prohibeatque urinam ab exitu, aliquando expertus sum nimirum ut sumatur perforatiorum ex chalybe præstanti damasceno sit ad hanc formam.* (La figure ne répond nullement à cette description.) *Triangulare sit ad extremitatem, acutum, in ligno infixum; dein sumas filum, et cum illo ligatur virga subter calculum, ne fortè in vesicam calculus revertat. Dein intromittas ferrum perforans (terebram) cum lenitate in penis foramen ad ipsum calculum paulatim paulatim, et tu conator perforationem ejus donec calculum penetraveris per alterum latus, equidem urina illico liberata erit. Deinde cum manu tuâ constringe reliquias calculi ab exteriori parte virgæ, illæ etenim perforatæ sunt et cum urinâ educuntur; et sanatus erit æger si voluerit Deus excelsus.* (ALBUCASIS, lib. II, cap. LX, pag. 287, *Oxonii.*)

sait ainsi jusqu'à la pierre. Lorsque l'extrémité de la canule était en contact avec elle, il faisait saillir la tarière et la faisait tourner doucement, pour percer le calcul, qu'il avait eu la précaution d'assujettir, soit avec une ligature, soit avec le doigt s'il était trop avant dans le canal. « Si on ne peut par de tels crochets extraire la pierre, dit Paré, on mettra cet instrument nommé *tire-fond* avec sa canule en la verge, jusqu'auprès de la pierre ; puis on le tournera doucement afin qu'il comminue la pierre et la mette en petites portions, qui se fera aisément, parce que ledit tirefond a son extrémité en manière de foret, ce que j'ai fait plusieurs fois. » (*Voyez* pl. II, fig. 14.)

Il est à remarquer que cet instrument de Paré est droit : cependant il parle non-seulement de perforer les pierres arrêtées dans le canal, mais encore celles qui sont au col de la vessie : il pensait donc que l'on pouvait pénétrer avec une tige droite au-delà de la courbure de l'urètre.

Franco donne, ainsi qu'Ambroise Paré, le conseil de perforer la pierre arrêtée dans le canal, au moyen d'une tarière enfermée dans une canule, et il ajoute : « quand elle sera pertuisée avec ladite tarière, facilement se rompra, avec l'ayde qu'on donnera en pressant un peu la verge sur la pierre, et non pas trop, et *fault avec ce essayer la tourner quand sera percée d'un costé, pour la percer de rechef en un autre, afin de mieux la rompre, et en plus petites pièces ;* et aussi que l'urine ayt meilleur moyen de sortir. » (1).

Un exemple très-remarquable de calcul brisé dans l'urètre est rapporté par Fischer (2). Un seigneur de son voisinage éprouva une rétention complète d'urine, occasionée par un calcul engagé dans l'urètre. Appelé pour faire uriner le malade seulement, il introduisit un stylet entre l'urètre et le calcul, il fit sortir une grande quantité d'urine et s'en rétourna chez lui. Bientôt après les accidens se renouvelèrent; on alla de nouveau chercher Fischer, cette fois afin de déterminer l'issue du calcul. Ce chirurgien, après avoir fait des tentatives inutiles pour l'amener entier au dehors, résolut de le perforer; mais au lieu d'employer un foret disposé pour briser comme celui d'Ambroise Paré, il le fit exécuter de telle manière qu'il pût pratiquer à la pierre une ouverture de la grosseur d'une plume d'oie. Après avoir fait ainsi un trou au calcul, il y introduisit une pince, et le mit en morceaux en écartant les branches, faisant pour l'urètre ce que Ledran avait proposé de pratiquer lorsque le calcul vésical est

______

(1) *Traité très-ample des Hernies,* pag. 116.
(2) HALLER. *Disputationes chirurgicæ,* t. IV, p. 72.

trop volumineux pour sortir par l'incision dans l'opération de la taille. Par là Fischer évita encore de presser sur la verge, dans le but d'écraser la pierre après qu'elle a été perforée. Ce procédé me paraît avoir des avantages, et pourrait en présenter plus encore par quelques modifications : ainsi la pince que Fischer portait dans le trou fait à la pierre et dont il écartait ensuite les branches, ne peut agir lorsque le corps que l'on se propose de rompre est un peu éloigné du méat urinaire. Dans ce cas j'ai reconnu qu'il vaut mieux se servir d'un instrument disposé à-peu-près comme les limes représentées pl. III, fig. 7 et 8, ou bien encore comme la pince de M. A. Cooper, pl. II, fig. 10. Cet instrument se compose d'une canule fendue longitudinalement à l'extrémité qui doit pénétrer dans la pierre, et creuse jusqu'auprès de cette même extrémité où sa cavité s'efface. Pl. III, fig. 8. On conçoit facilement qu'une tige métallique que l'on fait glisser dans la canule, arrivant dans le point où cette même canule est pleine, par exemple, en *a*, fig. 8, elle doit agir à la manière d'un coin, produire l'écartement des divisions de la sonde avec une grande force, et déterminer la rupture de la pierre sans secousse et sans effort.

Mais les calculs n'occupent pas toujours ainsi le centre de l'urètre ; quelquefois un petit gravier échappé de la vessie s'arrête dans un point du canal; il s'y forme une cellule dans laquelle il prend de l'accroissement, et occasione une difficulté d'uriner plus ou moins grande. Dans ce cas, l'urètre est rétréci par la saillie que fait le calcul; mais fort souvent cette saillie n'est pas telle qu'une sonde ne puisse encore trouver un passage. Le perforateur d'Ambroise Paré ne saurait convenir lorsqu'il existe un calcul ainsi enchatonné dans l'une des parois de l'urètre, et je ne crois pas que l'on ait dans ce cas proposé d'autre moyen que l'incision : cependant il m'a semblé qu'il ne serait pas impossible d'obtenir autrement la guérison. Voici le moyen que j'ai imaginé pour y parvenir.

A l'époque où l'on croyait que les rétrécissemens du canal de l'urètre étaient produits par le développement de carnosités, on avait inventé divers appareils pour les emporter et les détruire. Parmi les instrumens dont on faisait usage, il en est un qui se compose d'une canule ayant latéralement une ouverture plus ou moins étendue, dans laquelle on engageait la carnosité, après quoi l'on introduisait une lame qui opérait la résection des fongosités qui faisaient saillie dans la canule (1). L'appareil que j'emploie est analogue, et déjà sans doute le lecteur a deviné le mécanisme et l'application. Ainsi,

---

(1) AMBROISE PARÉ, livre XIXe, chap. XXVII.

après avoir mesuré la distance qui existe entre le méat urinaire et le calcul, on prend une canule plus ou moins grosse, suivant le diamètre du point rétréci, et présentant, à deux pouces environ de son extrémité, une ouverture oblongue, dont l'étendue devra, autant que possible, être proportionnée au volume de la pierre. Pl. ii, fig. 16. Ce volume, on peut l'apprécier au moyen d'une bougie garnie de cire à mouler, de la même manière que l'on reconnaît la forme et l'étendue d'un rétrécissement de l'urètre. On introduit la canule de manière que son ouverture se trouve en rapport avec la pierre ; si celle-ci fait dans la cavité de la sonde une saillie un peu marquée, on commence à faire agir sur elle une tige armée de dents, pl. iii, fig. 2 et 4, après quoi l'on substitue à ce premier instrument une lime, pl. iv, fig. 9, que l'on fait aller et venir sur l'ouverture de la canule, qui, défendant la membrane de l'urètre de son action, ne lui permet de s'exercer que sur le calcul. Jusqu'à la fin de l'opération, ce corps doit être maintenu appliqué contre la fente de la canule, par un aide dont les doigts presseront à travers les parois du canal. Il se pourrait que la pierre arrêtée dans la portion courbe de l'urètre empêchât l'introduction de la sonde droite : en ce cas on emploierait une canule courbe et une lime portant une tige également courbe. L'ouverture de la canule se trouverait, suivant la situation de la pierre, sur la convexité, sur la concavité ou sur les parties latérales. S'il restait une petite portion de calcul que la lime ne pût atteindre, on pourrait la forcer à sortir de la cellule au moyen de la pince de Hales, ou bien en la soulevant avec le crochet représenté pl. ii, fig. 17, qui décrit en sortant de sa gaîne une courbe par laquelle il est conduit à passer au-dessous de la petite pierre et à la déplacer.

Brisement de la pierre dans la vessie.

Haller, dans sa Bibliothèque chirurgicale, dit que Sanctorius donne le dessin d'un cathéter à trois branches, dans lequel il introduit une tige terminée en forme de flèche, que l'on fait agir sur les calculs pour les briser; les fragmens sont ensuite saisis entre les mors de la pince et tirés au dehors. Haller ajoute qu'un tel projet lui semble absurde (1). Si telles avaient été les idées de Sanctorius, non-seulement il aurait le premier inventé un procédé pour briser les

____

(1) *Catheterem delineat trifidum per eum in grandiorem calculum specillum sagittatum immittit eo ut putat calculum dividit, ut fragmenta inter specilli crura cadant et possint extrahi (speculationem puto meram.)* HALLER, *Bibliotheca chirurg.*, tom. i, pag. 313.

calculs dans la vessie, mais encore il eût été à cet égard presque aussi avancé que nous le sommes aujourd'hui. J'ai rapporté, page 117, le passage où Sanctorius décrit sa pince à trois branches, et j'ai représenté cet instrument pl. 1, fig. 16, 17 et 18.

On peut y lire que cet auteur n'avait point en vue le brisement de la pierre, mais seulement l'extraction des petits calculs à travers le canal de l'urètre. Haller aura été probablement induit en erreur par la simple inspection de la planche, et il aura cru que la tige sagittée, pl. 1, fig. 17, était destinée à perforer le calcul, tandis qu'elle ne devait servir qu'à rapprocher ou écarter les branches de la pince.

Qu'y avait-il à faire cependant pour rendre l'instrument de Sanctorius propre à réduire en fragmens les pierres de la vessie? Bien peu de chose sans doute; il suffisait pour cela, le calcul étant saisi, de substituer au stylet dont je parlais tout-à-l'heure une tige métallique terminée par une fraise, une scie circulaire, capable en un mot de pratiquer une perforation : eh bien! deux siècles déjà s'étaient écoulés, et ce peu restait encore à faire. A peine avons-nous deux exemples de tentatives pour briser les calculs et les extraire sans le secours de l'opération de la taille : encore ces tentatives ont-elles été faites non par des médecins mais par les malades eux-mêmes.

Le premier exemple est attribué à un moine de Cîteaux, qui parvint, dit-on, à se débarrasser d'une pierre de la manière suivante : il introduisait dans sa vessie une sonde creuse et flexible, dans laquelle il faisait glisser une longue tige d'acier droite et terminée en bizeau. Lorsqu'il avait rencontré le calcul et qu'il avait appuyé son ciseau contre ce corps, avec un marteau d'acier, il frappait à petits coups secs et brusques sur le bout extérieur de la tige, ce qui manquait rarement de détacher quelques parcelles, quelques éclats que les urines entraînaient au dehors, et dont il avait en moins d'un an rempli une boîte qu'il montrait volontiers aux curieux (1).

Il est inutile, je pense, de chercher à faire voir les dangers de ce procédé : entre les mains d'un médecin l'on peut affirmer qu'il eût été sans succès, tandis qu'entre celles du malade on conçoit qu'il ait pu réussir à cause des précautions extrêmes qu'il dut prendre, et parce que sa main savait s'arrêter à temps, avertie par la plus légère douleur.

Le second exemple nous est fourni par le colonel Martin, au service de la Compagnie des Indes : tourmenté depuis plusieurs années par un calcul dans la vessie, il imagina d'intro-

____

(1) Rapport fait à l'Académie des Sciences, par Percy, séance du lundi 22 mars 1824.

duire par l'urètre, à travers une canule, un mandrin courbe en acier, sur la convexité duquel il avait pratiqué une lime bien trempée. Il faisait passer et repasser cette lime sur le calcul, en sorte qu'il avait fini par l'user et le réduire en poudre. Ce fait se trouve rapporté dans le *Journal de l'Institution royale de Bombay*, et dans l'ouvrage sur les calculs, du docteur Marcet, qui a donné le dessin de l'instrument dont s'est servi le colonel Martin, pl. 1, fig. 19. Les réflexions que je faisais à l'occasion de l'histoire précédente viennent encore se présenter ici : rien ne peut préserver la vessie de l'atteinte de la lime, et la main craintive des malades paraîtrait seule capable de faire usage d'un instrument aussi dangereux. Cependant M. Magendie, ainsi que je l'ai rapporté page 96, a fait ainsi agir une lime en liberté dans la vessie pour détruire un calcul *adhérent*, sans qu'il en soit résulté aucun inconvénient pour le malade.

M. Gruithuisen est, je crois, le premier médecin qui ait publié un appareil pour briser les pierres dans la vessie, pl. 1, fig. 2, 4, 5, 8. La fig. 2 représente la canule dont j'ai parlé page 92, qui sert de conducteur à tous les instrumens que l'on veut introduire dans la vessie. La fig. 5 représente le brise-pierre dans sa moitié vésicale. On voit une canule en argent m, q, o; un fil de laiton l, k, i, qui sort de la canule en g, h, pour former dans la vessie une anse qui embrasse la pierre. Lorsqu'elle est saisie, on imprime un mouvement de rotation au moyen d'un archet à la tige a, b, terminée en a par une fraise qui perfore la pierre. On peut encore se servir pour cela de la couronne de trépan représentée fig. 4. M. Gruithuisen, en construisant cet appareil, avait pour but principal de favoriser la dissolution du calcul. Aussi conseillait-il, si le broiement présentait trop de difficultés, de se contenter d'y faire des trous pour multiplier les points de contact de la liqueur dissolvante. La fig. 8 représente une pince destinée à briser les fragmens de calculs. Cette pince e a b est tranchante en c, côté par lequel les mors se touchent. La cavité de la canule h o i, qui contient la pince, présente en g f un étranglement qui force les deux branches de la pince à se rapprocher pour saisir et broyer les fragmens de pierre (1).

Le brise-pierre de M. Gruithuisen est trop dangereux pour qu'il puisse être mis en usage; il suffit de jeter les yeux sur la fig. 5 pour juger que l'anse métallique au moyen de laquelle il pense assujettir la pierre est tout-à-fait insuffisante pour remplir cet objet, et que par conséquent la vessie court risque d'être perforée. Il est juste pourtant de reconnaître qu'il y a beau-

---

(1) *Saltzbourg Med. chir. Zeitung*, 1813.

coup d'idées ingénieuses répandues dans le Mémoire de M. Gruithuisen, et de lui rendre hommage pour avoir ouvert cette carrière nouvelle.

En 1819, M. Eldgerton imagina, pour briser les pierres dans la vessie, un instrument représenté pl. 1, fig. 9, 10 et 11. La fig. 1re le montre fermé et prêt à être introduit à travers le canal de l'urètre. Il se compose d'une canule externe qui se termine en b, et d'une canule interne qui sort de la première et se sépare en deux portions, ainsi qu'on le voit dans la fig. 10, où l'instrument est retracé ouvert et prêt à saisir le calcul. o, e e, d, sont les articulations qui permettent les mouvemens des deux canules. En f est un ressort qui détermine leur écartement. Dans la canule interne, passe une tige terminée par une lime m, que l'on fait agir sur le calcul lorsqu'il est saisi. La fig. 11 représente cette lime hors de l'instrument; on voit qu'elle est supportée en n par une lame courbe et élastique, qui fait qu'elle demeure appliquée contre le calcul à mesure qu'il est usé à sa circonférence (1).

L'instrument de M. Eldgerton, habilement conçu, n'est cependant pas exempt d'objections. Un forceps à deux branches seulement, agissant

---

(1) *Edinburg Medical Journal*, 1819.

sur une surface peu étendue, est incapable de maintenir suffisamment le calcul, et ce corps sera immanquablement chassé d'entre les branches par l'action latérale de la lime. En second lieu, la vessie n'est point garantie contre l'action de la râpe, que rien ne borne et ne dirige. Enfin, en employant une sonde courbe, M. Eldgerton prouvait, à la vérité, que les difficultés qui naissent de cette forme ne sont pas insurmontables ; mais en même temps il s'éloignait de la route qui pouvait conduire à des succès plus faciles et plus probables. Cependant un instrument courbe, semblable, à quelques modifications près, à celui-ci, pourrait être mis en usage lorsque la sonde droite ne peut être introduite dans la vessie (1).

M. Amussat, en retrouvant la sonde droite tout-à-fait oubliée, reconnut de suite qu'il serait possible de s'en servir pour opérer le brisement des calculs vésicaux, et il fit exécuter un instrument dont j'ai donné le dessin pl. ii, fig. 9,

---

(1) Un coutelier de Londres, M. Weiss, vient de publier un catalogue d'instrumens de chirurgie, dans lequel on voit une pince courbe qui diffère par sa structure plus simple de l'instrument de M. Eldgerton; mais comme lui elle n'est munie que de deux mors, et présente les inconvéniens inséparables de cette disposition. (*Catalogue of Chirurgical instruments by* J. Weiss.)

b b est une forte canule de sept à huit pouces de long, en argent ou en acier. *c c c c* sont les deux branches d'un forceps que l'on peut introduire ensemble ou séparément dans la canule qui les maintient rapprochées lorsqu'elles rentrent dans sa cavité ; elles s'écartent l'une de l'autre par leur structure et leur élasticité, lorsqu'on les fait saillir hors de la canule. *d d* sont deux mortaises percées à l'extrémité de chaque branche, dans lesquelles est reçue une tige de fer *e e*, longue de cinq à six pouces. Une autre tige de fer *f f* est placée entre les deux branches du forceps, qui présente en dehors une suite de crans dans lesquels sont reçus deux cliquets *g g*, disposés comme des clefs de flûte. L'instrument est introduit dans l'état où on le voit représenté ; lorsqu'il est parvenu dans la vessie, l'opérateur place le pouce et l'indicateur de la main gauche sur les cliquets ; il pousse hors de la canule en même temps les deux branches du forceps, qui s'écartent l'une de l'autre, et il cherche à pincer le calcul. Dès qu'il y est parvenu, il abandonne les cliquets, qui, venant se loger dans les crans correspondans, maintiennent la pierre saisie. Il place entre les branches du forceps la tige de fer *f f*, maintient fortement la canule avec la main gauche, puis saisissant de la droite la seconde tige *e e*, il exerce un mouvement de bascule par lequel chaque branche est successivement élevée et retenue par les cliquets : de là résulte pour le calcul une pression telle, qu'il faut qu'il cède ou que l'instrument se brise. Malheureusement la force de ce dernier, bien que très-grande, n'est pas encore suffisante pour vaincre la résistance que présente le calcul pour peu qu'il soit dur et volumineux. De plus, ainsi que je le disais tout-à-l'heure en parlant de l'instrument de M. Eldgerton, deux mors ne suffisent pas pour maintenir la pierre, qui échappera par l'effet même de la pression qu'elle supporte, et par le mouvement d'ascension qui successivement est imprimé à chacune des branches du forceps.

Pendant que l'étude de la structure du canal de l'urètre conduisait M. Amussat à l'emploi de la sonde droite et le menait par suite à inventer un instrument brise-pierre, de mon côté, je poursuivais cette découverte, et sans nous en douter l'un et l'autre, nous suivions une route semblable.

Persuadé qu'une sonde courbe était nécessaire pour pénétrer dans la vessie de l'homme, j'avais d'abord fait exécuter un instrument courbe qui présentait de l'analogie avec celui de M. Eldgerton, avec cette différence qu'au lieu de la lime qui agissait à la superficie, je cherchais à perforer le calcul en faisant agir sur lui un bouton hérissé de pointes, supporté par une tige très-mince et flexible dans le point qui répondait à la courbure de la sonde, semblable par conséquent à la tige qui supporte le porte-caustique courbe de Ducamp. Je reconnaissais à cet instrument une foule d'inconvéniens et d'imperfections que je m'efforçais de faire disparaître, lorsque M. Amussat, au mois d'avril 1822, annonça la possibilité de pénétrer dans la vessie avec une sonde droite. Cette découverte, que je croyais neuve, ainsi que lui, fit évanouir à mes yeux la plupart des difficultés qui m'avaient arrêté jusqu'alors; et un mois plus tard, dans la même séance de l'Académie de Chirurgie, nous présentâmes tous deux nos instrumens lithontripteurs. Cependant, bien que nous tendissions au même but, les moyens que nous mettions en usage pour y parvenir n'étaient pas tout-à-fait les mêmes; et tandis que M. Amussat, ainsi que nous l'avons vu, pensait écraser les calculs par la force de ses instrumens, je cherchais à les réduire en poudre par une action plus lente et peut-être plus certaine.

Des Lithopriones. J'ai donné ce nom, qui dérive de λιθος, pierre, et de πριωνέ, scie, aux divers instrumens que j'ai successivement imaginés pour réduire en petits fragmens les calculs vésicaux. Le premier, qui fut présenté à l'Académie de Chirurgie, dans l'une des séances du mois de mai (1), est retracé pl. III, fig. 1, 2, 3, 5. La fig. 1 montre l'instrument fermé et disposé pour être introduit ; une canule en argent a, longue de 8 pouces et large de 3 lignes et demie, reçoit dans sa cavité une autre canule beaucoup moins volumineuse, dont on voit l'extrémité b; et fig. 3, $c\,c$: entre ces deux canules existe un intervalle d'un quart de ligne au plus, dans lequel sont placés quatre ressorts de montre un peu forts r, r, r, r, fig. 1 et 3, qui vont se fixer sur un bouton b, fig. 3, et c, fig. 1. Un anneau d'acier $d\,d$, fig. 1re, muni de quatre vis, sert à fixer chacun des ressorts séparément. Un autre anneau e, portant une crète qui peut être reçue dans l'échancrure de la canule f, sert à maintenir tout d'un coup les quatre ressorts lorsque la pierre est saisie.

Le lithoprione, étant disposé ainsi qu'on le voit fig. 1re, on le fait pénétrer dans la vessie en suivant les règles établies pour l'introduction de la sonde droite. Le calcul étant découvert, on pousse simultanément les ressorts et la canule interne, et l'instrument se présente dans la vessie, ainsi qu'on le voit fig. 3. L'opérateur pousse ensuite un des ressorts séparément, comme serait, par exemple, r, d, d, de manière à lui faire

______

(1) Voyez *Revue médicale*, n° de juin 1822, tom. VIII, pag. 243.

décrire une anse qui, par le mouvement de rotation qu'il imprime à la canule interne et aux quatre ressorts, passe derrière le calcul et l'embrasse. Si le ressort qui forme une anse est alors ramené au même niveau que les autres, la pierre sera conduite dans le réseau qu'ils forment, et se trouvera enveloppée. On renouvellera cette manœuvre si une première tentative est sans résultat. Lorsque le calcul est saisi, ce dont on s'aperçoit par la résistance que l'on éprouve lorsqu'on veut faire rentrer les ressorts dans la canule externe, on la maintient en poussant l'anneau e jusqu'à l'échancrure f, fig. 1re, où il se trouve arrêté comme une baïonnette au bout d'un fusil, comprimant les ressorts contre la canule externe. Prenant alors la tige d'acier fig. 2, on l'introduit dans la cavité de la canule interne b, fig. 1re, et lorsque son extrémité g, munie d'une scie circulaire, est en contact avec le calcul, on adapte à l'autre extrémité h la manivelle fig. 5, avec laquelle on fait tourner la couronne de trépan jusqu'à ce que la pierre soit perforée. Après quoi le perforateur est retiré ; le crochet pl. ii , fig. 19 est introduit à sa place ; et l'on cherche, en tournant cet instrument, à faire exécuter à la pierre un mouvement de rotation sur elle-même sans abandonner les ressorts : il en résulte que ce corps présente une nouvelle portion de sa surface sur laquelle on

fait agir la scie, et l'on continue de la sorte jusqu'à ce que le calcul se brise, ce qui arrive plus
ou moins promptement, suivant son volume et
sa dureté. Une injection poussée dans la vessie
entraîne la sciure et les petits fragmens ; les plus
gros, qui ne pourraient passer à travers le canal
de l'urètre, sont repris par l'instrument et com-
minués, ainsi que l'a été le calcul entier. J'ai
fait avec ce lithoprione un assez grand nombre
d'essais sur le cadavre ; deux entr'autres ont été
publics. Le premier eut pour témoins Béclard,
dont la science déplore la perte prématurée ;
MM. Roux et Ribes, nommés commissaires par
l'Académie. Le second essai eut lieu en présence
de Ducamp et de MM. Hervey de Chegoin, et
Lagneau, commissaires de la Société de Médecine du département de la Seine. Chaque fois
la pierre fut saisie et perforée sans qu'il en ré-
sultât aucune atteinte pour la vessie, et l'on s'en
tint à ce résultat, parce que la pierre, formée
d'oxalate de chaux, étant fort grosse et fort dure,
aurait demandé trop de temps pour être brisée
totalement, et parce que sur le cadavre l'absence
de la sensibilité faisait que l'opération devait être
la même depuis le commencement jusqu'à la fin.

Tel était le premier instrument que j'inventai
pour briser les calculs de la vessie : on voit qu'il
présente quelque ressemblance avec celui de
M. Gruithuisen, mais qu'il en diffère en ce que

la pierre peut être assez solidement maintenue entre les quatre ressorts du lithoprione , tandis que l'anse de fil de laiton est pour cela tout-à-fait insuffisante.

Plusieurs médecins, supposant que quelques instrumens anciens avaient pu me donner l'idée de celui que je venais de proposer, crurent lui trouver de l'analogie avec le vésical de Franco, pl. 1 , fig. 12, ou le tire-balle d'Alphonse Ferri, pl. 1, fig. 13, 14 et 15.

L'examen de ces instrumens me fit voir entre eux et le lithoprione une grande différence quant à la structure et au mécanisme ; mais en même temps je reconnus que, pour les rendre applicables au brisement des calculs vésicaux, il suffisait de leur adapter le perforateur pl. iii, fig..2 , dont je me servais précédemment, et je fis exécuter d'après le tire-balle l'instrument représenté pl. iv , fig. 11 et 12 (1). Il se compose d'une canule en acier terminée par trois branches trempées fig. 11, qui s'écartent naturellement. Cette première pièce se glisse dans une canule en

____

(1) La pince à trois branches de Sanctorius, dont j'ai donné la description pag. 117, et le dessin pl. 1re, fig. 16, 17, 18, présente plus d'analogie encore avec la pince lithoprione ; par sa structure, puisqu'il suffisait de substituer le perforateur au stylet, fig. 17 ; et par sa destination, puisqu'il devait être porté jusque dans la vessie par le canal de l'urètre.

argent *a a*, fig. 12, qui détermine le rapprochement des trois branches, ou leur permet de
s'écarter suivant qu'on les pousse hors de cette
canule ou qu'on les fait rentrer dans sa cavité.
Une échelle graduée tracée sur la canule interne
indique l'écartement des serres de la pince et le
volume de la pierre lorsqu'elle est saisie. Un
coulant à charnière, se fermant au moyen d'une
vis *c*, fig. 12, sert à fixer les deux canules. Une
rondelle de cuir *d* empêche que l'urine ne s'é-
chappe par l'intervalle qui peut subsister entre
elles.

Cette *pince lithoprione*, bien qu'elle ne soit
pas exempte de défauts, ainsi que je le ferai
voir plus tard, présente sur l'instrument à ressort que j'ai décrit précédemment l'avantage
de la simplicité et de la solidité ; j'ai donc, ainsi
qu'il arrive fort souvent, marché du composé
vers le simple : car le lithoprione à ressort, bien
qu'il fût plus difficile peut-être à concevoir et
à exécuter, est d'un usage moins sûr et moins
fréquent que la pince à trois branches, qui n'est
qu'une imitation d'instrumens anciens.

Cependant jusqu'ici le mode d'action de ces
deux instrumens, la pierre étant une fois saisie,
était tout-à-fait le même. Il fallait chercher, au
moyen du crochet représenté pl. ii, fig. 19, à
faire tourner la pierre entre les mors de la pince,
afin de pouvoir agir sur un autre point de sa

surface (1), ou si l'on ne pouvait y parvenir, on était forcé de la lâcher pour la reprendre et la perforer de nouveau : or, les essais tentés sur le cadavre m'ayant appris que l'action de saisir la pierre est le temps de l'opération le plus difficile pour l'opérateur, et qu'il doit être le plus douloureux pour le malade, je cherchai d'autres moyens de ne plus la lâcher lorsqu'une fois je la tenais.

Pour y parvenir, je fis exécuter les instrumens représentés pl. iii, fig. 6, 7, 8, et pl. iv, fig. 9, 10 et 14. Ce sont des fraises dont la tige est fendue, pl. iii, fig. 6 et 7, dont les deux moitiés s'écartent l'une de l'autre par leur élasticité ou par un stylet bb, pl. iii, fig. 7. Une canule cc, fig. 6 et 7, maintient ces deux portions rapprochées pendant que l'opérateur introduit les fraises jusque dans la pierre, après quoi il retire la canule c, et par le mouvement de rotation qu'il leur imprime avec la manivelle, il agrandit le trou fait au calcul. La fraise simple, représentée pl. ii, fig. 18, reçoit également un mouvement de rotation et doit être substituée aux fraises doubles lorsqu'elles ont agrandi l'ouverture de la pierre au point de n'avoir plus d'action sur elle. Les limes simples et doubles représentées pl. iv, fig. 9, 10 et 14, ont la même des

____

(1) C'est ce que recommandait Franco pour le calcul engagé dans l'urètre, pag. 123.

tination, mais elles agissent par un mouvement alternatif. La canule *c c* sert à les porter jusqu'au centre de la pierre, ainsi qu'on le voit fig. 14 (1). Il est facile de concevoir qu'au moyen de ces instrumens divers, le calcul, creusé du centre à la circonférence, sera bientôt réduit à l'état d'une coque mince qui se brisera en fragmens moins volumineux que si l'on eût déterminé sa rupture par une suite de perforations, ainsi que je le faisais précédemment.

La manivelle pl. III, fig. 5, dont j'avais fait usage jusqu'alors, ne permettait d'imprimer à la scie qu'un mouvement peu rapide. Un médecin qui sut se rendre célèbre dès les premiers pas dans la carrière, Ducamp, qui eût tant fait pour la science s'il eût vécu, me fit sentir cet inconvénient, et me conseilla de substituer à ce moyen un archet, qui rendrait bien plus puissante l'action du perforateur. Je mis cet avis à profit et je fis exécuter l'appareil représenté pl. III, fig. 2 et 4. C'est une espèce d'étau ou de chevalet qui se monte sur la canule interne de tous les litho-priones, dont l'extrémité *b* est reçue dans l'ouverture *a* du chevalet, qui, formé de deux por-

---

(1) J'ai emprunté à M. Eldgerton l'une de ces limes, pl. 1re, fig. 11, et la description pag. 133 ; mais l'emploi n'en est pas le même, puisque le docteur anglais agissait de la circonférence vers le centre.

tions articulées en d, est muni en c d'une vis qui permet de le fixer solidement sur la canule. Un autre montant ff, semblable au premier, est destiné à maintenir le perforateur par un mécanisme pareil à celui que je viens de décrire ; mais le perforateur n'est point serré dans l'ouverture i, comme la canule l'est dans l'ouverture a. Il peut tourner librement, et obéir au mouvement que lui imprime l'archet, dont la corde est placée sur la poulie k. La branche ff, qui maintient le perforateur, glisse sur le corps de l'étau $l\,l$, et se rapproche de l'autre branche à mesure que la perforation du calcul s'opère. Les divisions du pied que l'on voit tracées indiquent la marche de l'opération. Une rondelle de cuir m, glissant à frottement sur la tige du perforateur, reste constamment en contact avec l'ouverture de la canule du lithoprione, et empêche l'issue de l'urine par cette ouverture, de même que la rondelle d, pl. iv, fig. 12, s'oppose à la sortie de ce liquide entre les deux canules. La longueur du perforateur doit toujours être telle, que lorsque la poulie est arrivée auprès de la canule interne, l'extrémité des branches de la pince dépasse d'une ligne au moins les dents de la scie, et cela pour que la vessie ne puisse être blessée (1). J'avais, dans le principe,

---

(1) L'emprunt de l'archet et des moyens de le mettre

10

adapté au chevalet un ressort qui , à mesure que la perforation du calcul s'effectuait, rapprochait la branche ff de l'ouverture de la sonde ; mais il vaut mieux, lorsque la pierre est prise, abandonner le lithoprione à un aide, et saisir la branche mobile du chevalet avec la main gauche, qui , mieux qu'un ressort, pourra proportionner la force à la résistance.

Procédé opératoire. Avant de tenter l'emploi du lithoprione, il faut examiner si le malade se trouve dans les circonstances favorables au succès ; si la sonde droite pénètre facilement ; si le canal est assez ample pour admettre les instrumens ; si la pierre n'est pas trop volumineuse ; si elle n'est pas enchatonnée ou adhérente ; enfin , si quelqu'une des maladies ou quelqu'un des vices organiques des voies urinaires dont je parlerai dans le chapitre neuvième , ne contre-indiquent pas ce mode d'opération. Lorsque toutes

---

en usage est le seul que M. Civiale convienne m'avoir fait : encore ce n'est que pour le blâmer. « Les choses étant ainsi disposées , dit-il , on saisit d'une main la portion du lithontripteur qui dépasse la verge, et de l'autre on attaque le calcul au moyen du stylet, que l'on fait tourner entre ses doigts ou avec l'archet proposé par M. Leroy : la main vaut mieux ». (*Nouvelles Considérations sur les rétentions d'urine* , p. 159, 1823.) Il paraît que depuis , M. Civiale est revenu de sa prévention contre l'emploi de l'archet ; car il en fait constamment usage.

les conditions désirables existent, on introduit dans l'urètre, pendant quelques jours, des sondes d'un fort calibre, destinées à dilater ce canal et à en émousser la sensibilité, après quoi l'on en vient au brisement de la pierre.

Le malade sera couché sur un lit étroit, ferme et élevé, ou bien il sera placé en travers sur un lit, le siége sur le bord des matelats, les pieds appuyés sur deux chaises et à-peu-près dans une situation semblable à celle d'une femme sur laquelle on veut appliquer le forceps. On rapproche les serres de la pince lithoprione, en faisant glisser sur elles la canule externe, ainsi qu'on le voit pl. IV, fig. 12, de telle manière que se joignant l'une l'autre, elles forment une olive *e*, qui ne présente aucune aspérité. On graisse l'instrument et on l'introduit dans l'urètre jusqu'à la vessie. La situation de la pierre étant reconnue, l'opérateur appuie sur elle l'extrémité de la pince; il retire vers lui la canule externe, et les branches s'écartent ainsi qu'on le voit fig. 11 ; il avance vers la vessie la totalité de l'instrument, et la pierre, si elle n'est pas trop volumineuse, vient se placer entre les mors de la pince. Tenant alors la canule interne avec la main droite, il fait glisser sur elle la canule externe avec précaution pour ne pas pincer les parois de la vessie, ou pour ne pas causer une vive douleur et la dilacération de la membrane muqueuse, si l'on venait à la saisir. Cet accident est le plus imminent, quoi qu'en dise M. Civiale (1), et c'est celui que l'on doit surtout chercher à éviter. On doit encore, lorsque l'on retire vers soi la canule externe pour permettre aux branches de la pince de s'écarter, prendre garde que l'extrémité de cette canule ne dépasse le col de la vessie, et ne se trouve dans le canal de l'urètre ; car lorsque l'on voudra ensuite la pousser vers la vessie, le col de cet organe se trouvera nécessairement pincé douloureusement entre les deux canules, et l'on éprouverait une grande peine à dégager l'instrument. Si la pierre, par les manœuvres que je viens de décrire, se trouve engagée entre les mors de la pince, la résistance que l'on éprouve lorsque l'on veut faire glisser la canule externe sur l'interne l'indique suffisamment. L'opérateur fait alors avancer le coulant *c* jusque sur la rondelle *d*, et il le fixe en cet endroit en tournant la vis pour maintenir le calcul ; puis il prend le chevalet pl. III, fig. 4 ; il en sépare la branche *ff*, et le perforateur fig. 2. Il introduit l'extrémité de la

---

(1) « Nous n'avons indiqué aucune précaution, dit M. Civiale, pour éviter de pincer la vessie avec le lithoutripteur : cet accident n'est pas plus à redouter ici que dans l'opération de la taille ; il faudrait être trop peu exercé pour commettre une pareille faute. » (*Nouvelles Considérations sur les Rétentions d'urine*, p. 162.)

canule interne dans l'ouverture *a* de l'étau, et il les fixe l'un avec l'autre en tournant la vis *c*. Il insinue dans la canule le perforateur et replace la branche *ff* sur le corps de l'étau *l l*, ainsi qu'on le voit dans la fig. 4, pl. III, et il enfonce le perforateur jusqu'à ce que les dents de la couronne soient en contact avec le calcul. Alors plaçant la corde de l'archet sur la poulie *k*, il recommande à l'aide de fixer solidement l'instrument ; il saisit de la main gauche la branche *ff* de l'étau, et de la droite il met l'archet en mouvement, enfonçant doucement la tige qui supporte la scie à mesure que la perforation du calcul avance. Si l'ébranlement que l'archet communique toujours à la totalité de l'instrument était douloureux, un aide plaçant la main sur le périnée, appuierait le lithoprione contre la partie inférieure de la symphyse des pubis, et bornerait les arcs de cercle que décrit l'extrémité de cet instrument obéissant à l'impulsion de l'archet ; il se pourrait même que la sensibilité de la vessie fût telle qu'il fallût renoncer à l'archet pour avoir recours à la manivelle, qui produit des secousses moins fortes.

Lorsque l'action du perforateur a été portée aussi loin qu'elle peut l'être, c'est-à-dire, lorsque la poulie est en contact avec la canule interne, on le retire et on lui substitue la fraise représentée pl. II, fig. 7, dont on maintient les

deux parties rapprochées au moyen de la canule *c*. Lorsque cette fraise est arrivée dans le
trou fait à la pierre, l'opérateur retire vers lui
la canule, et les deux branches s'écartent; il fixe
la canule avec la tige en les traversant avec la
cheville *d*; il assujettit le tout sur l'étau, et il imprime le mouvement de rotation, comme il avait
fait d'abord. Lorsque cette fraise double a augmenté, autant que l'écartement de ses deux portions le permettait, l'ouverture faite à la pierre,
on la remplace par une fraise simple supportée
par une tige courbe et élastique, que l'on introduit au moyen d'une canule qui la redresse,
et que l'on fait mouvoir comme la précédente.
On peut mettre successivement en usage plusieurs fraises dont la courbure sera de plus en
plus prononcée. Une rondelle de cuir, semblable à celle que l'on voit sur la tige du perforateur *m*, pl. iii, fig. 2, s'oppose à la sortie de
l'urine et de l'injection. Si la pierre est dure et
volumineuse, il est probable que l'on ne pourra
la réduire en poudre grossière dans une seule
séance : cependant on continuera l'opération
jusqu'à ce que le malade se trouve fatigué.

Les arcs de cercle rapides et assez étendus
que décrivent les fraises courbes communiquant
à la totalité de l'instrument un ébranlement très-
incommode, et d'autant plus fort que la courbure est plus grande, on pourrait, pour obvier

à cet inconvénient, achever le broiement de la pierre avec les limes simples et doubles représentées pl. IV, fig. 9 et 10, qui agissent par un mouvement alternatif.

La rondelle de cuir ne pourrait plus ici s'opposer à l'écoulement de l'urine et du liquide injecté; il faudrait, pour qu'elle pût remplir cet office, qu'elle fût adhérente à l'ouverture de la canule interne *b b*, pl. IV, fig. 11 et 12; ou bien encore il faudrait, pour empêcher l'issue du liquide, adapter à l'extrémité de cette canule et à la tige des limes un morceau de peau de baudruche, disposée comme le cuir dont les droguistes couvrent leurs mortiers lorsqu'ils craignent que le pilon ne fasse voler les substances qu'ils pulvérisent.

Pendant ces manœuvres, l'opérateur examinera si le calcul est toujours solidement maintenu, en essayant de faire rentrer la canule interne dans l'externe. Si ce corps ne s'est que légèrement dérangé, il se contentera de le fixer mieux en poussant en avant le coulant pl. IV, fig. 12 *c;* mais s'il est sur le point d'abandonner les mors de la pince, alors il devra chercher à l'y ramener au moyen de l'instrument pl. II, fig. 19, qui présente quelqu'analogie avec le compas que Ducamp destinait à mesurer l'étendue d'un rétrécissement de l'urètre. Il l'introduit fermé dans la canule interne jusqu'au-delà

de la pierre si elle a été perforée entièrement;
et là, déterminant l'écartement des deux branches *b b* en appuyant sur l'anneau *c* et poussant
la petite tige *d d*, il se trouve maître du calcul:
relâchant alors la pince lithoprione, il le ramène
entre ses mors et l'assujettit d'une manière plus
solide. Mais si le calcul est assez volumineux
pour dépasser l'extrémité des branches de la
pince, comme il n'aura pu être entièrement perforé, ce petit instrument ne pourra que difficilement le retenir assez solidement pour le replacer entre les branches; il faudrait alors relâcher
la pince en ramenant le coulant en avant, puis
avancer la totalité du lithoprione vers la vessie
pour forcer le calcul à se replacer dans l'écartement des serres de la pince. Il est probable que
dans ces mouvemens la surface que présentera la
pierre ne sera plus la même que celle sur laquelle on avait agi d'abord : on devra donc employer de nouveau la scie circulaire, les fraises
et les limes, comme il a déjà été dit.

Pendant tout le cours de l'opération, il faudra maintenir dans la vessie une certaine quantité de liquide, afin que les parois de cet organe
éloignées des instrumens n'aient point à souffrir
des mouvemens qu'on leur imprime.

Lorsque le calcul se sera brisé, ou (si l'on est
obligé d'y revenir à plusieurs reprises) après
chaque séance, on favorisera par une injection

la sortie du détritus et des petits graviers. Mais bien que, par l'emploi des fraises et des limes, le calcul, réduit à une simple écorce, se brise, ainsi que je l'ai fait voir, en fragmens moins gros que lorsque l'on pratique des perforations successives, cependant il arrivera très-fréquemment que plusieurs d'entre eux seront trop volumineux pour sortir par l'urètre, lors même que ce canal aurait été médiocrement dilaté : il faudra donc les aller saisir dans la vessie et les extraire ; mais je crois pouvoir établir en règle générale que ces fragmens ne devront jamais traverser à nu le canal de l'urètre. Pour en faire l'extraction, je me sers d'une pince à trois branches, disposée comme la pince lithoprione pl. IV, fig. 11, avec cette différence que les mors ne sont point aussi fortement recourbés, et qu'elle peut être retirée de la vessie au travers de la canule externe, entraînant avec elle le fragment, dont les aspérites ne sauraient ainsi porter atteinte aux parois du canal. Si le fragment est trop volumineux pour traverser la canule avec la pince, on introduira jusqu'à lui le perforateur, et quelques tours avec la manivelle suffiront pour le réduire en petits graviers, et rendre son extraction facile.

Pour écraser et extraire les fragmens de calcul, j'avais encore imaginé un autre instrument que j'ai retracé pl. IV, fig. 13. Ce n'est autre chose qu'une pince dont les mors, très - forts, sont articulés avec une tige de fer reçue dans une canule *a a*, faite en argent, excepté à son extrémité *b*, où l'on voit un anneau d'acier destiné à supporter l'effort de la pince. Un ressort *c* détermine l'écartement de ses mors. A l'extrémité *d* de la tige est une vis de rappel sur laquelle tourne un morceau de fer *e e*, qui fait l'office d'écrou, rapproche avec une grande force les mors de la pince qui écrasent les fragmens saisis : il n'en est aucun, quelle que soit sa dureté, qui puisse résister. Une échelle de proportion *f* est destinée à faire voir quel est l'écartement des branches par la distance relative de la tête de l'instrument à l'écrou. Pour empêcher que la pince ne suive le mouvement de l'écrou et ne tourne avec lui, deux goupilles *g* traversent la tige qui la supporte ; elles sont reçues dans une fente qui a deux pouces de long, et permet à cette même tige d'aller et de venir dans la canule. Cette pince à écraser les fragmens peut être quelquefois utile : cependant je préfère la pince à extraction que j'ai décrite précédemment.

Ce fut dans la séance du 10 avril 1823 (1),

______

(1) *Voyez* le procès-verbal de cette séance, le journal *Archives générales de Médecine*, t. 1ᵉʳ, p. 616, et tous les journaux de médecine de cette époque.

que ces divers perfectionnemens apportés aux instrumens propres au brisement et à l'extraction des calculs vésicaux, furent soumis à l'Académie de Chirurgie, c'est-à-dire, dix mois après la première publication. Dans le même temps, M. Civiale publia son ouvrage sur les rétentions d'urine et les calculs urinaires, dans lequel il décrivit un procédé opératoire à-peu-près semblable à celui qui se rapporte à l'emploi de la pince lithoprione, et des dessins d'instrumens que j'ai fidèlement retracés pl. II, fig. 1, 2, 3, 4, 5.

Le mécanisme du lithontripteur est à-peu-près semblable à celui de la pince lithoprione imitée du tire-balle d'Alphonse Féri, pl. IV, fig. 11 et 12. Cependant il en diffère en plusieurs points : 1°. il présente quatre branches (ou même davantage) au lieu de trois ; 2°. les branches sont à charnières au lieu d'être d'une seule pièce et élastiques, par conséquent elles ont moins de solidité, et je dirai plus, elles me paraissent devoir rendre tout-à-fait impossible l'emploi de cet instrument ; 3°. les extrémités de ces branches étant droites et pointues, elles exposent à blesser la vessie ; 4°. le stylet, plus volumineux que la canule interne, ne peut être retiré au travers de sa cavité, ce qui rend le mécanisme de l'instrument plus embarrassé, prive de l'avantage de pouvoir substituer au premier perforateur des fraises et des limes capables d'achever la destruction du calcul, et forcé l'opérateur à lâcher ce corps pour chercher à le reprendre et le perforer sur un autre sens, manœuvre dont j'ai fait voir les inconvéniens; 5°. pour mettre en mouvement le stylet propre à briser la pierre, M. Civiale se contentait de le faire tourner entre ses doigts, et il ne mettait en usage ni l'archet ni la manivelle.

Cependant ce médecin reconnut plus tard les vices du lithontripteur proposé par lui, et, copiste d'une simple imitation, il adopta la pince litho-prione ; il s'appropria également l'archet , le chevalet, pour monter et faire mouvoir le per-forateur, et dans ses opérations, ce fut de cet instrument qu'il fit usage, ainsi que l'on peut le voir d'après les détails donnés par le baron Percy dans le rapport lu à l'Académie des Scien-ces, séance du 22 mars 1824. Ce n'est donc pas au lithontripteur décrit dans l'ouvrage de M. Ci-viale , mais à la pince lithoprione proposée par moi un an auparavant, c'est-à-dire, à l'instrument de Sanctorius modifié, que doivent être rapportés les faits obtenus jusqu'à ce jour : une seule des différences qui existaient primitivement entre les deux instrumens fut conservée, et M. Civiale, en continuant de faire usage d'un stylet plus large que la canule interne, rendit son opéra-tion plus difficile, plus longue et plus douloureuse. Il trouve à cette disposition l'avantage de pouvoir augmenter l'écartement des ressorts en tirant sur le stylet comme si l'on voulait le faire rentrer dans la canule ; mais cet effet, on peut l'obtenir avec la fraise pl. III, fig. 7. Cette fraise est creuse dans les trois quarts de sa longueur ; lorsqu'elle est introduite entre les ressorts on glisse dans sa cavité le stylet $b\,b$, qui, arrivant à l'extrémité opposée, se trouve en contact avec une portion pleine, écarte les deux branches et leur donne une largeur plus grande que celle de la canule interne. On conçoit que si l'on fait effort pour retirer cette fraise dans l'état où elle est représentée, les serres de la pince seront écartées au-delà de leur ressort naturel, et l'on pourra saisir des calculs d'un volume plus considérable ; après quoi l'on retirera le stylet, puis la fraise, et la canule interne redeviendra libre (1).

Trois opérations faites avec la pince lithoprione entachée du défaut que je viens de faire ressortir, ont été consignées dans le rapport fait à l'Académie des Sciences.

La première fut pratiquée le 13 janvier 1824, sur un homme de trente-deux ans : deux séances

____

(1) J'ai renvoyé à la fin de ce Mémoire les détails relatifs à la discussion qui, depuis deux ans, subsiste entre M. Civiale et moi, sur la question de priorité d'invention et de publication.

suffirent pour briser complètement le calcul, et déterminer l'expulsion des fragmens, qui parurent être formés d'oxalate de chaux. La seconde opération fut faite le 4 février suivant. Le calcul, qui paraissait de la grosseur d'un marron, fut comminué en quatre séances; il avait pour noyau un haricot que l'on retira de la vessie, *portant un germe assez gros et frais comme en pleine germination :* c'est du moins ce qu'assure le baron Percy. La troisième opération fut commencée le 2 mars et achevée le 18 du même mois, après quatre séances.

Le quatrième essai de la pince lithoprione fut fait par moi dans le mois d'avril 1824, et ce fut M. le professeur Dubois qui m'en fournit l'occasion; mais, je dois l'avouer, je n'obtins pas le même succès que M. Civiale, ce qui dépendit de circonstances étrangères à l'instrument lui-même et au procédé. Une femme peu fortunée, des environs de Bourges, fut le sujet de cette opération, qui eut pour témoins tous les médecins et chirurgiens de cette ville, à l'exception d'un seul, et quelques chirurgiens espagnols alors prisonniers de guerre. J'avais écrit à M. le docteur Pierre, qui donnait des soins à la malade, pour le prier de dilater légèrement le canal de l'urètre, afin que tout fût prêt à mon arrivée; mais, contre mon attente, je trouvai la vessie épaissie, racornie, embrassant exactement de tous côtés un calcul qui me parut d'un volume considérable, de telle sorte que l'urine s'écoulait involontairement et qu'il me fut impossible de faire demeurer une seule goutte d'injection. De plus, la sensibilité de l'organe était extrêmement vive.

Je résolus cependant de faire des tentatives de brisement avec toutes les précautions qu'exigeaient des circonstances aussi défavorables; mais la pince lithoprione, pl. IV, fig. 11 et 12, dont je fis usage ne trouvant pas assez de place dans la vessie pour se développer, fut obligée de s'ouvrir dans le col de cet organe : la membrane muqueuse fut pincée entre les branches, et j'eus beaucoup de peine à la dégager, ne pouvant, à cause de la situation, ni fermer ni ouvrir l'instrument. Le surlendemain je fis une tentative nouvelle, mais seulement pour ne pas abandonner la malade tout d'un coup, et j'annonçai d'avance que je n'avais que peu d'espoir de la voir réussir. En effet, à peine la pince fut-elle introduite, qu'une agitation extrême et des mouvemens convulsifs se manifestèrent. Je me hâtai de la retirer, et bientôt les accidens cessèrent. Un mois après, cette femme fut opérée de la taille par M. Pierre, qui lui retira deux calculs durs et très-lisses à leur surface, ayant le volume et la forme l'un d'un petit œuf de poule, l'autre d'un œuf de pigeon. Sur le plus gros, on voit une éraillure produite non par le perforateur, car je ne l'ai point fait agir, mais probablement par l'un des mors de la pince. Ces deux calculs ont été envoyés à M. le professeur Dubois. La malade mourut vingt jours après l'opération.

Dans le numéro de mai 1825 des *Archives générales de Médecine*, M. Civiale a publié plusieurs opérations nouvelles faites avec la pince lithoprione telle qu'il l'emploie, c'est-à-dire, avec un stylet plus large que la canule, et sans le secours des fraises et des limes. Les huit premières observations ne contiennent que les noms des malades, ceux des médecins qui se trouvèrent aux opérations, et le nombre des séances qui furent nécessaires pour opérer le brisement de la pierre. Elles ne sont remarquables que par la facilité avec laquelle ce brisement eut lieu.

Dans trois autres cas, les difficultés furent plus grandes, et chez l'un des malades la destruction de la pierre exigea vingt-huit séances. Un autre, après dix tentatives, avait été débarrassé du calcul de la vessie, lorsqu'il fut emporté par un abcès situé dans l'hypochondre droit. Chez le troisième, seize petites pierres furent extraites entières ou par fragmens. M. Civiale avance, à l'occasion de ce dernier, que les engorgemens considérables de la prostate n'apportent pas un grand obstacle à l'emploi de la nouvelle méthode. Je ne partage pas son opinion à cet égard, et je regarde l'engorgement de la prostate comme l'une des difficultés les plus grandes et les plus fréquentes qui se puissent rencontrer : on en pourra juger en lisant ce que j'ai dit au chapitre premier sur la structure du canal de l'urètre, et au chapitre neuvième, à l'article *Engorgement de la prostate.*

Enfin, les quatre dernières opérations pratiquées par M. Civiale n'ont pas produit la guérison des malades. Le premier fut pris, au milieu des tentatives, d'une gastrite aiguë à laquelle il succomba. Deux autres, après plusieurs essais, infructueux, subirent la cystotomie : l'un guérit, l'autre mourut trois jours après l'opération.

Si j'en crois ce que l'on rapporte, il eût été facile à M. Civiale d'augmenter de quelques faits cette troisième série; il aurait pu citer, par exemple, le maire d'un des arrondissemens de Paris, qui, après huit mois de tentatives infructueuses, subit l'opération de la taille; un malade, rue Basse-Saint-Denis, opéré par M. Souberbielle; un troisième, au chantier Lemoine, et quelques autres encore sur lesquels, à la vérité, les détails sont trop peu précis pour que l'on puisse y croire. On l'a dit cent fois avec raison, les non-réussites sont tout aussi utiles à l'art de guérir que les exemples de succès. De plus, M. Civiale avait ici un motif personnel pour ne rien taire; il devait penser que tous les yeux sont ouverts sur la méthode nouvelle, et que si l'on apprenait que dans un Mémoire où l'on relate soigneusement les succès, un seul fait défavorable a été omis, on supposerait qu'il y en a un plus grand nombre, et que bientôt on l'affirmerait. Ces paroles ne sauraient être suspectes dans ma bouche; revendiquant une grande part dans le nouveau procédé, il serait par trop absurde de m'accuser de chercher à le déprécier.

Il est vrai que les difficultés de l'opération ou son manque de succès ont pu dépendre dans quelques circonstances de la disposition vicieuse du perforateur de M. Civiale, qui le force à des recherches multipliées et fatigantes. S'il eût fait usage de mes perforateurs, il aurait pu porter ensuite jusqu'au centre du calcul les fraises doubles et simples, les limes doubles et simples, que j'ai décrites page 143, au moyen desquelles il aurait pu le broyer rapidement du centre à la circonférence, *sans le lâcher*, ainsi qu'il est obligé de faire après chaque perforation.

J'ai quelque raison de supposer que, s'il eût agi ainsi, il n'eût pas employé à la comminution d'un calcul vingt-huit séances, dont une grande partie a dû être perdue en recherches pour saisir la pierre; recherches qui forment, je le répète, la partie de l'opération la plus difficile pour le chirurgien, et la plus douloureuse pour le patient.

Ce défaut est donc particulier à l'instrument

de M. Civiale ; mais il en est d'autres qui dépen-
dent de la pince lithoprione elle-même, et que
je vais m'attacher à faire ressortir. Si le calcul est
petit, il sera solidement arrêté par les mors dentés
et légèrement recourbés; mais pour peu qu'il soit
volumineux, il ne pourra être embrassé en totalité par la pince, ainsi qu'on peut le voir pl. iv,
fig. 14. Le quart, le tiers, la moitié, suivant le
volume, dépassent l'extrémité des branches, et
cette portion ne peut être atteinte par les perforateurs. Il en résulte encore que le calcul ne saurait être solidement maintenu, et que l'action
des scies et des fraises ne tarde pas à le chasser
d'entre les branches, avec d'autant plus de facilité que son volume sera plus considérable. Enfin les tentatives que l'on fait pour saisir la pierre
exposent à pincer douloureusement la vessie. Il
est encore une autre objection dirigée contre
l'emploi de la pince lithoprione, que l'on a un
peu exagérée, mais qui n'est pas non plus tout-
à-fait dénuée de fondement : je veux parler du
danger de laisser dans la vessie des fragmens qui
pourraient devenir les noyaux d'autant de pierres
nouvelles. Il n'est pas impossible, ainsi qu'on
l'a prétendu, d'extraire tous les fragmens du calcul ou de déterminer leur issue; plusieurs des
opérations de M. Civiale le prouvent d'une manière certaine ; mais, d'un autre côté, il n'est
pas toujours certain que l'on y puisse parvenir.

Ces fragmens se dérobent parfois à toutes les recherches que l'on fait avec la pince à extraction, et les injections ou le flot de l'urine ne suffisent pas pour les entraîner : autrement les graviers descendus des reins devraient toujours s'échapper à travers l'urètre, et il ne se formerait jamais de pierre dans la vessie.

J'ai donc cherché les moyens d'obvier à ces inconvéniens divers, et pour y parvenir, j'ai fait exécuter les instrumens représentés planche v, que je nomme *lithopriones à filet*. La fig. 1re montre l'instrument fermé, tel qu'il doit être pour pénétrer dans la vessie ; la fig. 2 le présente ouvert et permet d'en observer la structure. Il se compose d'une canule extérieure *e*, d'une canule intérieure *ff*, qui porte cinq branches, dont trois, faisant corps avec elle, vont se réunir sur le bouton *g* ; deux autres branches articulées en *a b b c* s'écartent l'une de l'autre lorsque l'on pousse la tige *d*, se rapprochent lorsqu'on la tire. Un filet de soie ou de fil métallique à mailles serrées s'étend d'une branche à l'autre, et remplit l'intervalle qui les sépare, en sorte que quand les deux branches mobiles sont rapprochées le calcul est complètement enveloppé, ainsi qu'on le voit fig. 3, et la poussière seule peut s'échapper de cette bourse. La fig. 4 montre l'instrument sans le filet ; on aperçoit sur la face interne de chaque branche une crête percée de trous, sur laquelle les mailles sont arrêtées. Un autre lithoprione à filet, retracé fig. 5 et 6, ressemble au premier par le mécanisme de son jeu, mais non par sa structure ; car, au lieu d'être formé de branches élastiques en acier, il se compose d'un grand nombre de morceaux d'argent ou de platine qui sont articulés les uns avec les autres, et forment ainsi cinq branches dont l'écartement est déterminé par des ressorts placés à leur face interne. La figure 5 montre cet instrument ouvert comme pour recevoir le calcul, et sans filet. La figure 6 le présente fermé sur le calcul, et garni de la bourse qui se monte comme sur le précédent (1).

Les moyens de briser la pierre sont les mêmes que pour la pince lithoprione, c'est-à-dire un perforateur que l'on met en mouvement avec un archet ou une manivelle, des fraises et des limes pour terminer l'opération. Si la pierre est de grosseur médiocre, elle pourra être brisée sans sortir du filet, et ses fragmens pulvérisés jusqu'au dernier. Si son volume ne permet pas de la détruire d'une seule fois, on sera obligé de la lâcher en ouvrant et tournant en bas les deux branches mobiles. Si elle éprouvait quelque

---

(1) Ces deux lithopriones et celui que je vais décrire, ont été exécutés par M. Montmirel, fabricant d'instrumens de chirurgie, rue Serpente, n° 12.

difficulté pour sortir du réseau qui la tient embrassée, on porterait jusqu'à elle le crochet pl. ii, fig. 17, avec lequel on ne tarderait pas à la chasser. Lorsque le calcul se sera brisé, il faudra tâcher d'achever l'opération sans désemparer, et retenir les fragmens jusqu'à ce qu'ils soient tout-à-fait pulvérisés. Si par la suite on parvenait à faire un tissu d'amiante, de toile de platine, ou de toute autre substance capable de préserver la vessie de l'action des réactifs, ces instrumens permettraient d'envelopper la pierre d'une manière sûre et facile; dans ce cas on se servirait de celui que l'on voit représenté fig. 6, et l'on emploierait du platine pour sa fabrication.

Lithoprione modifié. J'ai depuis peu de temps donné à l'instrument destiné à saisir la pierre une disposition nouvelle, et cette modification le rend à mes yeux supérieur à tous ceux que j'ai décrits jusqu'ici. Il se compose d'une canule extérieure en argent a, pl. v, fig. 7; d'une seconde canule en acier B, reçue dans la cavité de la première, qui se termine par deux branches en acier c, c, et d'une troisième canule également en acier, qui supporte une seule branche d. Ces canules doivent être disposées de manière à pouvoir tourner l'une dans l'autre : les trois branches doivent, par leur propre élasticité, s'écarter comme celles du lithoprione à filet ; mais elles sont brisées dans leur milieu, où elles présentent des articulations *e*, *e*, *e ;* deux d'entre elles vont se fixer par des charnières très-fortes sur le bouton *f.* La troisième est arrêtée d'une manière différente : elle se termine par un anneau qui embrasse la petite tige métallique *g*, laquelle fait saillie au centre du bouton, et forme un axe autour duquel tourne cette branche lorsque l'on imprime un mouvement de rotation à la troisième canule.

Pour saisir la pierre avec cet instrument, on l'introduit fermé dans la vessie ; on le déploie lorsqu'il y est parvenu, et l'on rapproche la branche mobile des deux autres, en sorte que toutes trois forment une cuiller dont on place la concavité sur le calcul situé ordinairement au bas-fond de la vessie. Faisant alors tourner la troisième canule, la branche mobile qui se continue avec elle décrit un quart de cercle, et la pierre se trouve prise avec la plus grande facilité. Un coulant *h h*, placé sur chaque canule, comme pour la pince lithoprione, sert à les fixer. Le brisement s'opère ainsi que je l'ai dit en décrivant ce dernier instrument. Le lithoprione, ainsi modifié, me paraît exempt des inconvéniens et des dangers que présente la pince à trois branches (1).

____

(1) Les trois canules diminuent un peu l'espace destiné à faire pénétrer les instrumens propres à briser la pierre :

On peut adapter à cet instrument un filet comme au précédent, pour retenir les fragmens; mais alors il y aurait une ouverture oblongue que l'on aurait soin de maintenir dirigée en haut. Si cette poche était destinée à recevoir des injections dissolvantes, il faudrait placer deux branches sur la troisième canule, ce qui ferait quatre branches au lieu de trois, et le calcul serait alors exactement enveloppé (1).

Quoique tous les instrumens propres à saisir la pierre que j'ai décrits puissent trouver leur

---

on pourrait corriger ce défaut en retranchant la troisième canule et partageant la seconde en deux longitudinalement; on ferait supporter par l'une des moitiés les deux branches fixes; et la branche tournante par l'autre moitié. Cette disposition, il est vrai, compliquerait un peu le mécanisme.

(1) M. Derongé, médecin à Termonde, avait, il y a quelques années, remis à M. le docteur Marc le modèle d'un instrument qu'il proposait pour extraire la pierre de la vessie après l'opération de la taille. M. Breschet, entre les mains duquel ce modèle brisé était resté, a eu la bonté de me le confier, et je dois à la vérité de dire qu'il m'a fourni quelques idées pour l'invention du lithoprione modifié. Bien que l'instrument de M. Derongé, qui n'a pas été publié, diffère du lithoprione et par son but et par son mécanisme; bien que ce médecin n'eût peut-être pas songé à faire ressortir la ressemblance éloignée qui existe entre eux, cependant je fais pour lui ce que j'ai fait pour Ducamp, ce que j'eusse fait pour M. Civiale si je lui eusse emprunté quelque chose.

application dans quelques circonstances, cependant il n'est pas nécessaire de les avoir tous pour l'usage habituel. Deux pinces lithopriones, l'une de deux lignes et demie, l'autre de trois lignes et demie à quatre lignes de diamètre ; une troisième pince destinée à extraire les fragmens décrite page 153, le chevalet, un certain nombre de perforateurs, de fraises et de limes, le lithoprione modifié que je viens de décrire, et une seringue à hydrocèle, voilà tout ce qu'il est nécessaire de se procurer pour opérer le brisement des pierres ; on ne ferait exécuter les autres appareils qu'autant que les circonstances les rendraient utiles ou nécessaires.

CHAPITRE IX.

Dispositions générales individuelles, vices organiques et maladies de l'appareil urinaire qui peuvent apporter obstacle à l'emploi des agens lithontriptiques, chimiques et mécaniques, ou nécessiter la modification du traitement.

Il est, je pense, inutile de chercher à démontrer que la méthode lithontriptique est préférable à l'opération de la taille, toutes les fois qu'elle peut être mise en usage. Mais malheureusement il est un assez grand nombre de circonstances qui la rendent inapplicable. L'enfance, qui, plus que tout autre âge, est exposée

aux calculs de la vessie, ne peut que difficilement jouir de ses bienfaits à cause du diamètre
moindre de l'urètre, de la courbure plus marquée
du canal, qui apporte des obstacles plus grands
à l'introduction des instrumens droits, et enfin à
cause du défaut de patience et de docilité si
nécessaires dans une opération de ce genre.

Il est un certain nombre de sujets dont la
sensibilité est telle, que l'introduction seule de
la sonde est insupportable et détermine des
convulsions. S'obstiner à soumettre à ce mode
de traitement de tels malades, serait vouloir
leur faire endurer des tourmens inutiles.

L'état de la santé des calculeux, l'existence
d'autres maladies, peuvent encore apporter obstacle à l'emploi de la méthode lithontriptique;
mais je n'entrerai point dans ces détails, qui
m'entraîneraient trop loin, et je ne m'occuperai
que des dispositions particulières à l'appareil
urinaire.

Vices de conformation. J'ai déjà dit un mot
sur quelques vices de conformation de la vessie
qui peuvent exister en même temps que les calculs. Telles sont une cloison qui partage en deux
le réceptacle de l'urine, une cystocèle congé-
niale, etc. Dans la plupart des cas, il est impossible de corriger ces dispositions vicieuses, et
même il est souvent difficile, pendant la vie,
d'acquérir une certitude sur leur existence. Le

vice de conformation de l'urètre auquel on a donné le nom d'*hypospadias* est loin d'être commun ; et il est plus rare encore de le voir exister en même temps que le calcul vésical : cependant cette coexistence n'est pas absolument impossible, peut-être même la disposition de certains hypospadias peut-elle, en ralentissant le cours de l'urine, favoriser la formation des calculs. Lorsque l'ouverture de l'urètre existe près du périnée, cette circonstance, en assimilant l'homme à la femme, pourrait faciliter peut-être l'emploi des agens lithontripteurs. Lorsque l'ouverture se trouve dans le voisinage du gland, elle peut, par sa direction, opposer un obstacle invincible à l'introduction des sondes. Le chirurgien devra alors examiner si le canal, se continuant jusqu'à l'extrémité du gland, est simplement bouché par une membrane qu'il serait facile de diviser (1). Dans ce cas, il rétablirait d'abord le cours naturel de l'urine, et travaillerait ensuite à la destruction de la pierre.

Les calculs des reins et des uretères, à moins qu'ils n'aient produit la destruction de l'organe et profondément altéré la santé du sujet, ne doivent point empêcher de tenter le brisement d'une pierre dans la vessie ; ils seraient, au contraire, un

---

(1) *Recueil de la Société de Médecine*, tom. VIII, pag. 116.

motif de plus pour préférer cette méthode, puis-que, plus tard, ils pourraient tomber dans la vessie, et nécessiter des opérations nouvelles: on devra donc choisir celle que l'on pourra renou-veler avec moins de douleur et de danger.

Les calculs enchatonnés et adhérens ne peu-vent être saisis par la pince, et ne peuvent en conséquence être attaqués par les instrumens comminuans, sans de grandes difficultés. Les cal-culs qui se sont arrêtés aux orifices des uretères dans la vessie sont dans le même cas. M. Ma-gendie conseille pour ces derniers, de chercher à les faire tomber en introduisant une sonde métallique dans la vessie, et portant le doigt dans l'anus ; je crois même que ce moyen a été mis en usage avec succès par Desault : on pour-rait donc le tenter également pour les calculs enchatonnés, et pour ceux qui sont contenus dans une hernie accidentelle de vessie.

Parmi les maladies de la vessie qui peuvent coïncider avec la pierre, et qui forment un obstacle à l'emploi des agens lithontripteurs, il en est qui sont aiguës et de courte durée, ou qui du moins ne se reproduisent que par accès passagers : tels sont *le catarrhe aigu, le spasme de la vessie, la cystite.* Ces affections recon-naissent à-peu-près les mêmes causes et cèdent aux mêmes moyens, les anti-phlogistiques, les dérivatifs, les applications locales émollientes ;

toutes trois peuvent être occasionées par la présence même d'une pierre dans la vessie, et dans ce cas ce traitement n'est que palliatif. Lorsque les symptômes de la cystite et du catarrhe vésical auront disparu, on pourra tenter, mais avec prudence et ménagement, l'essai de la méthode lithontriptique que les circonstances feront paraître préférable. Le spasme, lorsqu'il est indépendant de l'inflammation de la vessie, peut bien céder à un traitement méthodique; mais le plus souvent la disposition, seulement assoupie, est réveillée par l'introduction des instrumens, rend impossible l'action des agens mécaniques, et apporte des difficultés plus grandes à l'emploi des dissolvans, dont les résultats dans les circonstances favorables ne sont déjà que trop peu certains.

Le catarrhe de la vessie, surtout lorsqu'il existe en même temps que la pierre, affecte ordinairement une marche chronique, et dure aussi long-temps que la cause qui l'entretient. Il est important de connaître cette maladie parce que ses symptômes, lorsqu'elle est seule, présentent avec ceux de la pierre une ressemblance qui pourrait en imposer; et parce que, si elle est entretenue par le contact d'un calcul vésical, et que la vessie soit altérée, elle peut détourner le chirurgien de l'emploi des remèdes lithontripteurs. Il est, en effet, facile de concevoir que les injections dissolvantes long-temps prolongées ne feraient qu'augmenter l'irritation déjà existante , et que la sensibilité de la vessie ne pourrait supporter le jeu des agens mécaniques. Cependant M. J. Cloquet dit avoir guéri des catarrhes chroniques de vessie extrêmement intenses en établissant dans l'organe, au moyen d'une sonde double, un courant continuel d'eau distillée. Ce procédé pourrait. donc être mis en usage lorsque le calcul existe avec un catarrhe vésical assez grave pour détourner de l'idée d'employer le lithoprione (l'observation que j'ai rapportée page 96 en est la preuve): on combattrait de la sorte et la cause et l'effet. Le catarrhe vésical chronique est caractérisé , ainsi que la pierre , par une douleur obtuse dans la vessie , plus forte avant, pendant et après l'excrétion de l'urine ; par un besoin d'uriner qui se renouvelle à des intervalles fort courts : le cathétérisme est donc un moyen nécessaire d'investigation. Dans l'ulcération des reins, comme dans le catarrhe vésical , l'urine est trouble, épaisse et ammoniacale : cependant l'examen de ce liquide peut servir à distinguer l'une de l'autre ces maladies. Wintringham observe (1) « que le produit de la suppuration des reins est parfaitement semblable au véritable pus, tandis que

---

(1) *De Morbis quibusdam Commentarii* , 318. Lond. , 1783.

la matière qui provient de la vessie est visqueuse et très-pesante. » Dans l'ulcération des reins, le dépôt sanieux ou purulent se mêle facilement avec l'urine et s'y dissout. Dans le catarrhe, le mucus se dépose lentement en flocons qui ne se dissolvent plus qu'avec la plus grande difficulté. La sonde introduite dans la vessie trouve la capacité de cet organe diminuée, sa membrane interne rugueuse, d'une sensibilité extrême, saignant facilement.

Les ulcérations vésicales présentent les mêmes caractères que le catarrhe: seulement alors la consomption et le marasme affectent une marche plus rapide, qui doit engager à pratiquer promptement l'opération de la taille.

Les tumeurs fongueuses de la vessie ou l'*engorgement variqueux* des vaisseaux de cet organe peuvent exister en même temps que la pierre, et mettre obstacle à l'emploi des lithontripteurs, au moins des agens mécaniques.

La vessie qui contient une pierre peut être en même temps *épaissie*, *endurcie* et dans un état de *racornissement*. Lorsque l'épaississement de la vessie existe indépendant d'un engorgement de la prostate, la sonde parvient facilement jusqu'à la pierre, qu'elle heurte aussitôt qu'elle a franchi le col. Vainement on cherche à repousser le calcul, à le déplacer, il se présente continuellement au bec de l'instrument. Lorsque l'on essaye de faire pénétrer une injection dans la vessie, le liquide est rejeté à l'instant même et à peine s'il en demeure quelques gouttes; il existe en même temps une incontinence d'urine, toutes circonstances qui pourraient faire croire que la pierre a un volume énorme, bien que souvent elle soit petite. On conçoit que cet état de la vessie empêcherait les instrumens propres à briser la pierre de se déployer, et l'observation que j'ai rapportée page 158 en est un exemple : on devra donc renoncer à ce genre de traitement. Sœmmering conseille, pour guérir l'épaississement de la vessie, des boissons abondantes, des injections fréquentes, et l'emploi du mercure, fondé sur des faits rapportés par Gilchrist (1), Lind et Franck. Le traitement par les injections et la double sonde serait surtout avantageux, car le courant du liquide, dont on pourrait par intervalle suspendre la sortie pour déterminer son accumulation dans la vessie, servirait tout à la fois à distendre cet organe, à combattre son épaississement, et à dissoudre le calcul.

D'autres maladies qui n'ont pas leur siége dans la vessie peuvent apporter un obstacle à l'introduction des instrumens employés dans les diverses méthodes lithontriptiques, et nécessiter un traitement préalable : tels sont spécialement

____

(1) *Essays and Observations*, vol. iii, p. 472.

l'engorgement de la prostate, et les rétrécissemens du canal de l'urètre.

L'engorgement de la prostate, fort bien décrit
par Baillie (1), détermine l'augmentation de volume de cette glande, qui peut acquérir la grosseur du poing (2); son extrémité postérieure fait
saillie dans la vessie, et obstrue le passage de
l'urine ; la portion du canal de l'urètre qui traverse la prostate est comprimée et tordue, et cette
disposition apporte à l'introduction de la sonde
un grand obstacle. L'engorgement de la prostate est rare dans la jeunesse, et assez commun
dans la vieillesse. Des blennorrhagies virulentes
successives, l'exercice habituel du cheval, les
rétrécissemens de l'urètre, *les calculs développés dans la substance de la prostate*, sont les
causes les plus ordinaires de cette maladie, qui
se manifeste par une difficulté toujours crois-
sante d'uriner, devenant plus grande par les efforts que fait le malade pour vider sa vessie.
On ne peut qu'avec la plus grande peine faire
pénétrer les sondes, quelquefois même leur introduction est impossible. Lorsqu'on porte le
doigt dans le rectum, on sent la prostate tuméfiée, et la tumeur n'éprouve aucun déplacement
dans quelque position que l'on mette le corps.

---

(1) *Anat. pathol.*, chap. xviii, sect. 3.
(2) Morgagni, *de Sed. et Caus. morb.*, cap xli, 13.

Je placerai ici une remarque que j'ai omise en parlant du diagnostic : c'est qu'il est parfois difficile de distinguer un calcul prostatique qui se trouve à nu dans le canal, d'avec un calcul vésical, et l'erreur avec la sonde courbe est plus facile à commettre encore ; voici pourquoi : le bec de la sonde courbe étant relevé et n'appuyant pas sur la paroi inférieure du canal, passe sur le calcul sans le toucher, ou s'il l'atteint ce n'est que légèrement, et l'opérateur croit avoir repoussé dans la vessie une pierre qui se trouvait au col de cet organe. Lorsqu'ensuite il vient à imprimer à la sonde un mouvement direct d'avant en arrière, la convexité de la courbure frappe sur le calcul, et procure une sensation tout-à-fait analogue à celle que produirait une pierre volumineuse placée sur le trigone vésical. Ne serait-il pas possible *que des chirurgiens pratiquassent l'opération de la taille prenant le calcul de la prostate pour un calcul vésical, et que n'ayant rien trouvé dans la vessie, ils crussent avoir opéré un homme qui n'avait pas la pierre ?* Une expérience faite sur le cadavre, dans laquelle un petit calcul placé dans l'épaisseur de la prostate présentait dans le canal une portion de sa surface, m'a confirmé dans cette opinion que l'observation sur le vivant m'avait fait concevoir.

Lorsque les calculs prostatiques, par les saillies

qu'ils font dans l'urètre, gênent l'écoulement de l'urine, on pourrait, comme les petites pierres enchâssées dans une des parois du canal, les attaquer au moyen de l'instrument représenté pl. II, fig. 16, qui se trouve décrit pag. 126. Il est facile de concevoir que dans ce cas il faudrait faire usage d'une canule courbe, présentant une ouverture sur sa convexité.

Lorsque l'engorgement de la prostate existe depuis très-long-temps, et que cette glande a acquis une dureté cartilagineuse, le traitement le mieux dirigé ne procure aucun succès. Cette maladie est toujours dangereuse chez les vieillards : cependant E. Home rapporte plusieurs exemples de guérison obtenue chez des individus de soixante à soixante-quatorze ans, par l'emploi bien dirigé des sondes et des bougies. On peut, en même temps que l'on cherche à rétablir le canal déformé, donner à l'intérieur quelque préparation d'iode, dont l'action sur les engorgemens glandulaires est bien constatée.

La prostate engorgée et tuméfiée, formant un bourrelet au-devant du col de la vessie, augmente la courbure de l'urètre, et met un obstacle très-grand, quelquefois même insurmontable, à l'introduction de la sonde droite, qui, ainsi que je l'ai fait voir au chapitre premier, ne pénètre qu'en déprimant le col de la vessie pour effacer la courbure du canal. J'ai déjà rapporté page 79 un exemple de cette difficulté ; j'en citerai un second plus remarquable encore. Le portier d'une maison rue Saint-Lazarre, homme de cinquante-six ans, replet, d'une forte constitution, avait éprouvé depuis douze ans des douleurs dans la région de la vessie, et pendant ce laps de temps il avait plusieurs fois rendu des graviers. Depuis un an il avait été pris d'une rétention d'urine, et il portait habituellement des sondes qui pénétraient avec facilité. Le docteur Pasquier fils ayant été consulté, rencontra dans la vessie une pierre qui lui parut petite, et de nature à être brisée par le lithoprione. Nous visitâmes en conséquence le malade conjointement avec MM. Navière et Boulu, au commencement du mois de juin dernier. La sonde courbe ayant pénétré avec une grande facilité, nous reconnûmes la présence d'un calcul peu volumineux ; mais lorsque je voulus introduire la sonde droite pour apprécier son volume avec plus d'exactitude, il me fut impossible d'y parvenir, et M. Pasquier, bien qu'il ait une grande habitude du cathétérisme, ne fut pas plus heureux que moi. Nous attribuâmes cette difficulté à l'état de spasme du canal ; des bains furent prescrits, et nous arrêtâmes une nouvelle réunion pour le lendemain. Pensant néanmoins que le spasme de l'urètre ne s'opposait pas seul à l'introduction de la sonde droite, et que la courbure un peu trop prononcée de ce canal pouvait encore y contribuer, j'espérai la rendre plus facile au moyen d'un conducteur. Pour cela je me procurai une grosse canule de gomme élastique, dans laquelle la sonde droite passait avec aisance; je fis faire un mandrin courbe en fer qui remplissait la canule, et dont l'extrémité arrondie formait un bouton à son extrémité, dont je fis disparaître entièrement les inégalités avec un peu de cire à mouler. Je me proposais d'introduire la grosse canule courbe, de retirer son mandrin, et de glisser la sonde droite à sa place. Pour avoir la facilité d'extraire ensuite la canule de gomme élastique, j'avais fait disposer la sonde de telle manière qu'il n'y eût point d'anneaux, et que son pavillon ne formât point l'entonnoir. Vissant à son extrémité une tige de fer longue de deux pieds, destinée à la maintenir et à l'empêcher de s'enfoncer dans le canal ou d'en sortir, il m'était facile de retirer la canule sans craindre de déranger la sonde. Ayant éprouvé autant d'obstacles que la veille pour l'introduction de la sonde droite, je voulus faire usage de mon conducteur: la grosse canule et son mandrin courbe pénétrèrent dans la vessie avec facilité; mais lorsqu'après avoir retiré le mandrin, je tentai de faire glisser à sa place la sonde droite, j'éprouvai une résistance invincible. J'introduisis alors le doigt dans l'anus, et je reconnus l'exis-

tence d'un engorgement considérable de la prostate, auquel était dû la rétention d'urine ; car
l'effort que j'avais exercé ayant déprimé cette
glande, le malade urina sans sonde un moment
après, ce qu'il n'avait pu faire depuis un an. Je
proposai de laisser tous les jours, pendant un
certain temps, une sonde avec son mandrin dans
le canal, et de diminuer chaque jour sa courbure, afin de creuser une sorte de gouttière
dans la prostate qui pût laisser arriver les instrumens droits. Cette tentative fut commencée dès
le lendemain ; mais le malade, pendant deux
heures que la sonde garnie de son mandrin
resta dans le canal, éprouva des douleurs telles,
que l'on fut obligé de la retirer. Dès-lors les
urines reprirent leur cours habituel ; elles cessèrent d'entraîner, comme auparavant, des mucosités épaisses ; les douleurs disparurent presque
complètement, et depuis cette époque, cet
homme se trouve tellement satisfait de l'état de
sa santé, qu'il éloigne toute idée d'opération.
Bien que le conducteur dont j'ai fait usage dans
cette circonstance pour favoriser l'entrée de la
sonde droite n'ait pas rempli le but que j'en
attendais, je pense qu'il peut se présenter des
occasions dans lesquelles il serait utile.

Lorsque l'engorgement de la prostate ainsi
que la prolongation de la symphyse des pubis,
dont j'ai parlé au chapitre premier, s'opposent

à l'introduction des instrumens droits, on peut tenter l'emploi de l'instrument courbe de M. Eldgerton ou de celui de M. Weisse, malgré les difficultés qu'ils présentent, ou mieux avoir recours à la sonde à double courant.

Les rétrécissemens du canal de l'urètre sont de toutes les maladies de l'appareil urinaire qui existent en même temps que le calcul, celle qu'il est le plus essentiel de connaître, à cause de leur fréquence, de l'incommodité, du danger même qui les accompagnent, et de la possibilité de les guérir par un traitement bien dirigé.

On a établi un grand nombre de distinctions entre les divers rétrécissemens du canal de l'urètre : la division la plus simple, proposée par M. Lisfranc, est la suivante : Rétrécissemens dépendans,

1°. D'une cause située hors de l'urètre ;

2°. D'une cause située dans l'épaisseur de ses parois ;

3°. D'une cause située à la surface interne de ce canal.

Parmi les maladies des organes qui avoisinent l'urètre, il en est un grand nombre qui, par la pression long-temps prolongée qu'elles déterminent sur ce canal, peuvent devenir causes de rétrécissemens : tels sont la dégénérescence squirrheuse du rectum, des fongus, des calculs stercoraux, des tumeurs hémorrhoïdales développées dans cet organe ; telles sont les tumeurs de diverse nature situées au périnée, le long du pénis; tel est surtout l'engorgement de la prostate dont je viens de parler tout-à-l'heure.

La seconde classe comprend le rétrécissement spasmodique dont J. J. Rousseau a offert un exemple remarquable. Le rétrécissement inflammatoire, aigu ou chronique, qui dépend de l'épaississement, de l'induration des parois du canal par une forte inflammation. Le rétrécissement variqueux dans lequel le développement des veines n'est, d'après Desault, Hunter et Chopart, que l'effet et non la cause du rétrécissement. Enfin les cicatrices qui résultent d'une blessure de l'urètre.

Dans la troisième classe se trouvent les brides qui, d'après MM. Laennec et Ducamp, sont formées par une exsudation plastique, une espèce de fausse membrane qui se développe sur la muqueuse épaissie à la suite d'inflammations répétées: beaucoup d'auteurs les ont regardées comme des cicatrices; mais on révoque en doute aujourd'hui l'existence des ulcérations auxquelles ces cicatrices succéderaient. Avant Brunner et Mery on croyait généralement que les rétrécissemens du canal de l'urètre étaient constamment dus à des végétations charnues qu'on appelait *carnosités*. Plus tard, un certain nombre d'auteurs très-recommandables nièrent tout-à-fait l'existence de ces carnosités, qui paraissent pourtant avoir été rencontrées un petit nombre de fois.

Il est probable, en effet, que de petites végétations polypeuses peuvent se développer sur la membrane de l'urètre comme sur la plupart des autres muqueuses ; que des fongus, des espèces de choufleurs syphilitiques peuvent exister dans ce canal, de même que sur le gland et le prépuce.

Les rétrécissemens produits par l'épaississement et l'induration de la membrane muqueuse de l'urètre, et ceux qui sont dus à la formation de brides dans ce canal, sont les plus fréquens de tous ; c'est à ces deux espèces que se rapportent la plupart des descriptions qu'on a données, c'est contre elles que les traitemens divers ont été dirigés spécialement.

Les rétrécissemens peuvent exister dans divers points du canal ; le plus souvent il n'y en a qu'un ou deux ; parfois on en rencontre un plus grand nombre ; Hunter dit en avoir vu jusqu'à six. Tantôt le diamètre de l'urètre n'est que très-peu diminué ; tantôt, au contraire, ce canal est oblitéré presque complètement, et l'urine ne peut s'échapper que par un mince filet ; quelquefois enfin l'écoulement de ce liquide est tout-à-fait supprimé.

La situation des rétrécissemens est très-variable ; mais le plus souvent, d'après les observations de Ducamp, ils se trouvent à une distance de cinq pouces de l'orifice de l'urètre.

La longueur des rétrécissemens est le plus or-

dinairement d'une ou deux lignes ; quelquefois
ils ont une étendue plus considérable : on trouve
dans Chopart, Hunter et Bell des exemples de
rétrécissemens de un , deux et trois pouces.

Les rétrécissemens du canal de l'urètre donnent lieu fort souvent à des fistules urinaires;
l'obstacle ne permettant qu'un écoulement très-
lent de l'urine , ce liquide s'accumule derrière
le point rétréci, distend cette portion de l'u-
rètre, en détermine la rupture et va se faire
jour plus ou moins loin au dehors , ordinairement vers le périnée. Une partie de l'urine et
quelquefois la totalité s'écoule par ce nouveau
passage, des callosités se forment à son pour-
tour , une membrane semblable aux muqueuses
se développe dans son intérieur , et la nature
adopte tout-à-fait cette voie insolite. Cependant
l'urine ne parcourt point librement ces canaux
fistuleux , et l'obstacle qu'elle éprouve occasione
parfois la formation de calculs très-volumineux(1).

Le malade affecté d'un rétrécissement considérable éprouve fréquemment le besoin d'uriner ; mais , ainsi que l'a fort bien expliqué Ducamp , la vessie ne se débarrasse dans chaque
excrétion que de l'excès de liquide qui la distend.
Les contractions ne peuvent être permanentes,
elles ne durent que pendant un temps trop court

____

(1) CHOPART, tom. II, pag. 334.

pour que l'urine, qui ne franchit l'obstacle que goutte à goutte, puisse s'écouler. Cette stagnation détermine la distension de la vessie, son inflammation catarrhale et la formation de graviers.

Un certain nombre de symptômes généraux accompagnent les rétrécissemens du canal de l'urètre ; mais il n'entre point dans mon plan de tracer l'histoire complète de cette maladie : je me contenterai de jeter un coup-d'œil sur les méthodes de traitement employées pour la combattre, la *dilatation* et la *cautérisation.*

La dilatation de la portion rétrécie du canal s'opère au moyen des bougies et des sondes.

Les bougies dont se servent aujourd'hui les chirurgiens ne sont plus, comme autrefois, imprégnées ou formées de substances médicamenteuses. Les idées erronées sur lesquelles était fondé l'usage de ces substances ont disparu. On emploie quelquefois des bougies de corde à boyau : leurs inconvéniens ayant paru plus grands que leurs avantages, elles avaient été abandonnées : cependant l'éloge qu'en a fait M. Lallemant, dans son ouvrage sur les rétrécissemens, les a remises depuis peu en faveur. La ténuité, la faculté de se dilater par l'humidité, tels sont les avantages des bougies de corde à boyau ; mais ces avantages mêmes donnent lieu aux inconvéniens qu'on leur reproche. Si l'on éprouve de la difficulté pour faire pénétrer la bougie et que l'on tâtonne , elle se ramollit et ne présente plus assez de résistance. Si, dans l'instant où elle a toute sa roideur, on veut surmonter un obstacle , on s'expose à perforer le canal et à pratiquer une fausse route.

Les bougies métalliques sont depuis long-temps totalement abandonnées en France : cependant en Angleterre elles ne sont point tombées dans une défaveur aussi complète. Au commencement de ce siècle M. Smith a fait, au moyen d'une composition métallique particulière, ayant le même aspect que l'argent, susceptible d'un très-beau poli , des bougies flexibles et présentant cependant assez de solidité pour surmonter la plupart des obstacles ; elles sont pleines ou creuses , et peuvent ainsi remplir les fonctions d'une sonde (1). Quelques chirurgiens anglais ont fait un grand éloge des bougies métalliques ; mais elles paraissent susceptibles de se rompre, et l'on en trouve la preuve dans le Journal *London medical repository* , vol. ix, n°. 51. Elles sont en outre dépourvues d'élasticité : cependant, comme en France elles sont encore tout-à-fait inconnues, nous ne pouvons en parler que par analogie.

On fait encore des bougies avec des bande-

---

(1) Smith, *Brief Essay on the Advantage of flexible metallic bougies*, in-8°. Lond. , 1804.

lettes de linge roulées avec soin, et revêtues d'un mélange de diachylon, de cire et d'huile; mais elles n'ont point assez de souplesse; et de plus, par un séjour prolongé dans le canal, elles sont susceptibles de s'altérer et de se rompre.

Les bougies en baleine ont été abandonnées à cause de leur dureté. Celles que l'on faisait autrefois avec du linge enduit de cire ont occasioné des accidens graves, parce qu'une portion de la cire venant à se séparer, tombait dans la vessie et devenait le noyau d'un calcul. Depuis la publication de l'ouvrage de Ducamp, on a fait en France un grand usage de ces bougies en cire; mais pour obvier à leurs inconvéniens, au lieu de linge on met à leur centre une tige de cuivre ou de fil de laiton très-fine et très-flexible, qui donne à la cire plus de consistance et l'empêche de se briser. Ducamp a donné en outre à ces bougies une forme particulière. Dans un point donné qui doit correspondre au rétrécissement, il formait un renflement d'une grosseur et d'une étendue proportionnées à la largeur et à l'étendue de ce même rétrécissement, et par là il évitait de distendre inutilement le reste du canal de l'urètre, et principalement le méat urinaire, sur lequel les bougies coniques portent leur action. Mais ces bougies à ventre ne peuvent guère être mises en usage que quand le rétrécissement n'est pas très-considérable, ou pour compléter la dilatation déjà commencée par des bougies d'une autre forme ou par la cautérisation.

Les meilleures bougies et les plus généralement employées aujourd'hui sont celles de gomme élastique. Elles ont une forme cylindrique ou conique, elles sont pleines ou creuses. Les premières sont formées d'un cordonnet de soie enduit de plusieurs couches de caoutchouc séchées successivement. Les bougies creuses sont, comme les sondes, faites d'un tissu de soie revêtu également de gomme élastique, et parfois d'huile de lin. Elles ne diffèrent des sondes que par le manque d'yeux à leur extrémité. On fabrique aujourd'hui, d'après les observations de Ducamp, des bougies et des sondes à ventre en gomme élastique, qui s'emploient dans les mêmes circonstances que les bougies à ventre en cire, et sont préférables.

Lorsque l'on veut traiter par la dilatation un rétrécissement du canal de l'urètre que l'on juge très-considérable, on choisit une bougie d'un petit calibre, et le malade étant couché ou debout, on l'introduit d'après les règles tracées dans la Chirurgie de M. le professeur Boyer. Si la bougie franchit le rétrécissement, si sa présence n'incommode pas trop le malade, on la laisse dans le canal jusqu'à ce que le besoin d'uriner force de la retirer pour la replacer ensuite ; si même le malade peut uriner sans de trop grands efforts avec la bougie, on la fixe à demeure pour vingt-quatre heures. Si la sensibilité de l'urètre est très-vive, on ne laissera la bougie que pendant une heure, une demi-heure, dix minutes même les premiers jours, et peu à peu on accoutumera le canal à sa présence. Si de prime-abord on ne peut franchir le rétrécissement, on retire la bougie et l'on cherche de nouveau, mais sans effort, à la faire avancer. Si ces tâtonnemens sont infructueux, on laisse la bougie en contact avec le point rétréci pendant un instant; le spasme qu'avait d'abord produit sa présence disparaît et son introduction devient possible. Enfin si toute tentative est inutile, il faut appuyer l'extrémité de la bougie sur le point rétréci, et la fixer sur la verge dans cette situation. Au bout d'un certain temps ou le lendemain, elle pénétrera plus avant ou même parviendra dans la vessie. Cette méthode, conseillée par Desault et Chopart, je l'ai vue employer par M. Dubois avec le plus grand succès lorsque j'étais élève à la Maison royale de Santé. Dans ce cas, la bougie, disent les auteurs, n'agit pas seulement en dilatant les parties à la manière d'un coin; mais, par l'excitation qu'elle détermine, elle augmente l'absorption intersticielle, et produit une exsudation puriforme qui dégage les tissus. Sœmmering et Trye, les premiers, ont employé, pour frayer une route à la bougie, une manœuvre que l'on pourrait répéter avec succès. Ils injectaient une certaine quantité d'huile, et pressant sur le canal, ils forçaient ce liquide à traverser le rétrécissement; ils cherchaient ensuite à faire pénétrer la bougie. J'ai tenté dernièrement ce moyen sur le commis d'un agent de change. Je parvenais bien à faire passer un peu d'huile que j'injectais au travers du rétrécissement ; mais l'introduction de la bougie n'en était pas après pour cela plus facile : cependant il y avait, par suite d'excès vénériens commis la veille, impossibilité d'uriner depuis plusieurs heures. Je mis le malade au bain, et je renouvelai mes tentatives, qui furent encore inutiles. L'idée me vint alors de modifier le procédé de Trye : je fis dans le canal une injection d'huile, je portai une bougie fine jusqu'au rétrécissement, pressant légèrement sur l'urètre ; je déterminai, au moyen du liquide, la distension de la partie de ce canal située au-devant de la coarctation, et je cherchai en même temps à pénétrer au-delà de l'obstacle; par là j'effaçai probablement les sinuosités du rétrécissement, ou je déplaçai la bride qui obstruait le passage, car la bougie fut à l'instant introduite avec une facilité dont je fus étonné. J'ai continué de traiter ce malade par les sondes, et il guérit au bout de six semaines.

Lorsqu'on est parvenu à laisser pendant vingt-quatre heures des bougies fines dans le canal, en augmente progressivement leur volume, et aussitôt qu'on le peut on leur substitue des sondes, ne passant à un calibre supérieur qu'après que l'on aura employé pendant quelques jours la sonde du numéro inférieur, et lorsqu'elle est devenue mobile dans le canal. On continue de la sorte jusqu'à ce que le point rétréci ait acquis le même diamètre que le reste du canal, suspendant le traitement lorsque la présence de la sonde détermine de la douleur et de la fièvre, pour le reprendre lorsque les anti-phlogistiques et le repos auront calmé les accidens.

Je pense qu'aussitôt que l'introduction d'une sonde à ventre sera possible, il faudra y avoir recours. Je ne reviendrai pas sur les motifs de cette préférence.

La seconde méthode de traitement des rétrécissemens du canal de l'urètre est la cautérisation. Cette cautérisation se faisait, au 17ᵉ siècle, avec des substances cathérétiques que l'on portait sur le point rétréci. Plus tard, on employa la pierre infernale. François Romalli, et un demi-siècle plus tard, J. Hunter, firent usage d'une canule dans laquelle glissait une tige terminée par une espèce de porte-crayon, qui servait à porter le caustique sur le rétrécissement. Cet instrument fut ensuite abandonné pour la bougie armée du même J. Hunter, bien plus défectueuse, puisqu'elle expose à cautériser le canal dans toute son étendue. Nous savons ce que nous devons penser des éloges donnés par les chirurgiens anglais à cette méthode.

Un jeune médecin français, auquel tous les écrivains, même en combattant ses idées, se sont empressés de payer un juste tribut d'éloges, Ducamp, a imaginé, pour cautériser les rétrécissemens de l'urètre, un procédé bien plus ingénieux et bien préférable. Une sonde appelée *exploratrice*, terminée par un pinceau en soie chargé de cire à mouler, est portée jusque sur le rétrécissement : on la laisse un instant dans le canal, puis on tend la verge sur la sonde, pressant la cire ramollie contre le rétrécissement ; on note sur l'échelle graduée tracée sur cette dernière le point qui répond au méat urinaire, et l'on retire la sonde : la cire rapporte une empreinte qui indique la forme de la coarctation. Mais il ne suffit pas de connaître la disposition de l'ouverture de ce rétrécissement, il est encore utile de savoir quelle est l'étendue qu'il occupe : pour acquérir cette connaissance, Ducamp a proposé une sonde d'un petit calibre, qu'il appelle *porte-bougie*, dans la cavité de laquelle une bougie fine chargée de cire à mouler est glissée jusqu'au point rétréci. Lorsque la première sonde exploratrice a fait voir que l'ouverture du rétrécissement est située au centre du canal, le porte-bougie est percé à son centre. Si l'ouverture de la coarctation est sur la partie latérale, on emploie un porte-bougie dont l'ouverture, placée un peu de côté, dirige la bougie dans le rétrécissement même; les empreintes qu'elle rapporte indiquent la longueur du rétrécissement, mais, il faut l'avouer, d'une manière très-inexacte. Ducamp se servait encore, pour mesurer la longueur de la coarctation, d'une sonde terminée par une espèce de petit compas, et très-remarquable par l'invention et l'exécution, dont on trouve la description dans le *Traité des rétentions d'urine*, mais qui ne peut servir que dans les coarctations peu considérables.

Après avoir acquis ces connaissances, Ducamp procédait à la cautérisation. Son porte-caustique se compose d'une canule de gomme élastique flexible, terminée par une douille de platine arrondie et percée au centre, ou présentant une éminence et une ouverture latérale, suivant que le porte-empreinte a fait voir que le rétrécissement est situé au centre du canal ou de côté, ainsi que nous l'avons vu pour le porte-bougie. Il faut que l'orifice de la douille se trouve précisément au-devant de l'ouverture du rétrécissement, et conduise le caustique dans cette ouverture. La pierre infernale est contenue dans une rainure pratiquée sur un petit cylindre de platine, supporté par une bougie de gomme élastique, qui lui sert de manche. Lorsque le porte-caustique est arrivé sur la coarctation, et que l'ouverture de celui-ci se trouve vis-à-vis l'orifice de la douille, on fait saillir au dehors, en poussant la bougie, le petit cylindre qui porte la pierre : il s'introduit dans le rétrécissement même, et l'on cautérise à volonté, ou toute la circonférence, ou seulement un côté, suivant que cette coarctation est située au centre du canal ou latéralement. La cautérisation dure une minute, et après quelques jours on la renouvelle jusqu'à ce que l'obstacle soit détruit. Alors on emploie, pour obtenir une large cicatrice, ou un dilatateur fait avec l'appendice cœcale du mouton, dans lequel on pousse, au moyen d'une seringue, de l'air et de l'eau (1), ou mieux des bougies et des sondes à

(1) Il est très-difficile de maintenir ce dilatateur dans un état de distension, ainsi que Ducamp lui-même l'avait observé. D'ailleurs, on peut, contre ce moyen, diriger un reproche semblable à celui que ce médecin faisait aux sondes et aux bougies cylindriques ; même ce reproche serait plus grave ; car, si les bougies et les sondes cylindriques distendent non-seulement le rétrécissement, mais encore la partie saine du canal, le dilatateur distend plus encore cette portion saine que la coarctation elle-même. Voulant, au mois de septembre dernier, me servir du dilatateur pour un rétrécissement situé à deux pouces et demi, je ne pouvais parvenir à maintenir le boyau de chat dans un état de dilatation, bien que j'y eusse poussé de l'air, puis de l'eau, ainsi que le conseille Ducamp. Je m'avisai d'un moyen qui me réussit dans cette circonstance et dans une autre

ventre, dont j'ai parlé, et on augmente le volume du renflement jusqu'à ce que le point rétréci ait acquis un diamètre de quatre lignes,
que Ducamp suppose être le diamètre naturel de
l'urètre. Les hommes qui ne se laisseront point
aveugler par l'envie ne pourront, sans éprouver
une surprise mêlée de plaisir, lire dans l'ouvrage
de Ducamp ces pages si pleines de remarques
fines et judicieuses et de procédés ingénieux.
Un seul livre de médecine moderne offre sous ce

semblable, l'un et l'autre rétrécissement existant près
de l'entrée du canal. Je pris un bout de sonde de femme
en argent, long de trois pouces, qui se trouva sous ma
main. Après avoir égalisé avec la lime et poli son extrémité fracturée, j'introduisis dans sa cavité le bout du
boyau de chat que j'avais porté avec le stylet dans le
point rétréci. Je fis une injection d'air, je nouai solidement l'ouverture du boyau ; glissant alors sur lui la
canule, je refoulai le fluide élastique et augmentai la
distension, agissant sur cette poche comme le serre-
nœud de Desault sur le fil qui embrasse la base d'un po-
lype, et graduant à volonté la distension du rétrécissement, de même qu'avec le serre-nœud on augmente
la constriction du pédicule de la tumeur. Cette modification, quoique très-peu importante, m'a paru avoir
quelqu'avantage : elle simplifie l'appareil destiné à
l'emploi du dilatateur; elle rend son action plus certaine,
plus circonscrite, et, de plus, elle permet d'augmenter
graduellement la dilatation avec la même quantité d'air
ou de liquide.

rapport une lecture plus attachante : c'est le *traité de l'Auscultation médiate*, qui semblerait être le fruit des observations de tout un siècle.

Mais quelqu'ingénieux qu'il soit, le procédé de Ducamp doit-il être préféré à la dilatation? Suivant ce médecin, le traitement par les bougies est incertain, et assez souvent impraticable; il est douloureux et très-long, il n'est jamais que palliatif.

Il est facile de voir qu'il y a de l'exagération dans cette assertion ; et si l'on examine les faits et les raisonnemens sur lesquels elle est basée, on connaîtra qu'ils sont loin de la justifier. Cette même exagération se retrouve dans le tableau que Ducamp trace de sa méthode, et l'on ne peut excuser que par une conviction profonde le ton d'assurance avec lequel il en parle. Enfin la plupart des médecins n'ont pu voir sans déplaisir traiter avec tant de légèreté, je dirai presque de dédain, ceux qui furent et sont encore leurs maîtres. Lorsque de tels hommes adoptent de préférence à toute autre méthode un procédé qui n'est pas sans danger, qui peut même compromettre les jours du malade, nous devons croire que leur choix est basé sur l'expérience et la conviction, et nous ne pouvons supposer qu'ils n'aient en vue que de faire briller leur hardiesse et leur dextérité.

Sans doute le cathétérisme forcé expose à de

fausses routes, à des hémorrhagies; mais que prétendrait-on lui substituer? Ducamp affirmait qu'il était toujours possible d'arriver dans la vessie avec une bougie : cela paraîtra vraisemblable si l'on admet qu'il existe encore au rétrécissement une ouverture même très-petite. Mais si l'occlusion du canal, si la rétention d'urine sont complètes, on n'a plus alors à choisir qu'entre la sonde conique et la ponction de la vessie : or, j'admets pour un moment que les dangers que font courir les deux procédés opératoires sont égaux ; il me semble que l'on devrait préférer celui qui procure une guérison immédiate et durable à celui qui ne serait que palliatif; car il se pourrait qu'après avoir pratiqué la ponction de la vessie, on fût obligé d'avoir recours au cathétérisme forcé ou à la bougie armée, pour rétablir le canal de l'urètre. La sonde conique est donc encore le meilleur moyen de débarrasser la vessie lorsqu'il existe une rétention complète d'urine ; mais a-t-on raison d'employer constamment une sonde conique courbe? Il est facile de concevoir que si le rétrécissement est situé dans la portion droite du canal, la sonde conique courbe expose à pratiquer une fausse route : dans ce cas on pourrait ouvrir le passage avec une sonde conique droite, et lui substituer une sonde ordinaire à l'instant même. Si le rétrécissement commençait à cinq pouces environ du méat urinaire, c'est-à-dire vers l'endroit où le canal commence à se courber, il serait plus prudent, ce me semble, de commencer l'opération avec une sonde droite, et de la terminer avec la sonde courbe.

Le traitement par les bougies, dit Ducamp, est incertain et assez souvent impraticable, et cependant on lit dans le même ouvrage, quelques pages plus loin, que la bougie peut toujours pénétrer dans la vessie : il est vrai que le porte-bougie est pour cela d'un grand secours. Ce conducteur, la bougie et la sonde à ventre, sont des moyens dont la méthode par la dilatation doit s'enrichir, et qui achèvent de lui assurer la supériorité.

Le traitement par les bougies n'est, dans un grand nombre de cas, que palliatif. Si par là Ducamp a voulu dire que le malade, après sa guérison, est astreint à passer de temps en temps une sonde dans son canal, sous peine de le voir se rétrécir de nouveau, il a eu raison ; mais on peut en dire autant de la cautérisation. Un malade traité par lui m'en fournit actuellement la preuve.

Le traitement par les bougies est douloureux : cela est vrai ; mais la cautérisation l'est-elle moins, et ne faut-il pas toujours en venir à dilater le canal ?

Enfin, et ce reproche est le plus fondé, la dilatation entraîne un temps fort long, tandis que la cautérisation apporte à l'écoulement des urines un changement très - prompt. Le chirurgien introduit une minute le porte - caustique dans l'urètre d'un homme, qui pisse goutte à goutte, et il annonce que le surlendemain l'urine coulera librement. Effectivement l'eschare se détache, et le malade urine. Un changement aussi subit, et la précision pour ainsi dire mathématique que semble fournir la sonde exploratrice, voilà surtout ce qui a valu à cette méthode la préférence que les malades lui ont accordée. Examinons maintenant les défauts qu'on lui reproche.

Je ne parlerai point de la cautérisation d'avant en arrière, au moyen de la bougie armée, telle qu'elle avait été exécutée jusqu'à Ducamp. La bougie armée de Hunter ne pourrait même être proposée aujourd'hui pour rétablir le canal entièrement obturé; car alors la rétention d'urine étant complète, la bougie armée ne peut produire un écoulement immédiat d'urine, comme la sonde conique, et elle expose tout autant que cet instrument aux fausses routes et aux hémorrhagies. D'une autre part, si l'urine se fait jour encore par un filet très-mince, la bougie armée peut produire une rétention complète d'urine, ou du moins une suspension alarmante de l'écoulement de ce liquide. On ne peut donc faire entrer en parallèle que la cautérisation du rétrécissement de dedans en dehors, c'est-à-dire, la méthode de Ducamp.

Les empreintes que fournit la sonde exploratrice, a-t-on dit, n'ont rien de certain ; elles peuvent être déformées : cela est vrai lorsque le rétrécissement est très-étroit et qu'il est situé dans la portion courbe du canal ; la tige mince et courbe que rapporte la bougie se déforme en passant à travers la partie droite ; mais lorsque la tige de cire est assez épaisse et ne présente que peu de longueur, sa forme n'est point sensiblement altérée (1).

La cautérisation, objecte-t-on encore, ne peut être bornée au point malade qu'autant que le rétrécissement est situé au centre du canal ; s'il n'occupe qu'une portion des parois, le caustique portera presque constamment sur une portion

---

(1) On peut vérifier ce fait par une expérience sur le cadavre : pour cela on commence par introduire dans le canal un stylet ; on fait une ligature autour de l'urètre avec un ruban, ce qui simule le rétrécissement ; on peut, en interposant un petit corps entre la ligature et l'urètre, rendre à volonté la coarctation latérale. On peut également ment donner à ce rétrécissement telle longueur que l'on veut, et simuler la courbure du canal, si l'on ne veut pas établir la ligature sur la partie courbe. Les choses étant ainsi disposées, on retire le stylet, on place la sonde exploratrice, on chauffe le point correspondant du canal, afin de ramollir la cire, soit en dirigeant de la vapeur d'eau chaude, soit en appliquant en cet endroit une plaque métallique que l'on chauffe avec une lampe : on retire l'empreinte et l'on compare.

saine, et pourra produire des hémorrhagies, des abcès. Ce reproche n'est pas dénué de fondement: cependant on peut, avec des précautions, éviter les inconvéniens que l'on signale. Et si plusieurs fois il est survenu des hémorrhagies et des fistules urinaires, peut-être doit-on les attribuer au manque de connaissances et de soins nécessaires, plutôt qu'à un vice du procédé lui-même ; mais il faut ajouter aussi que les précautions à prendre sont quelquefois fort minutieuses et demandent une grande habitude et une grande attention.

Le gonflement inflammatoire qui suit la cautérisation peut, lorsque le rétrécissement est porté très-loin et que l'urine ne coule que goutte à goutte , déterminer une rétention d'urine. Aussi je crois que l'on peut établir comme précepte que l'on ne doit jamais porter la pierre infernale dans une coarctation que ne peut traverser la bougie avec facilité.

On a beaucoup blâmé la cautérisation dans la portion courbe de l'urètre , à cause de la difficulté d'obtenir une empreinte exacte, de la difficulté de cautériser avec sûreté, et du danger plus grand de l'inflammation en cet endroit. Quelques chirurgiens ont dirigé ces reproches contre la méthode elle-même ; d'autres les ont adressés seulement au porte - caustique courbe dont Ducamp faisait usage.

Dans un ouvrage sur les rétrécissemens de l'u-
rètre, dicté par le même esprit d'observation qui
préside à tous ses travaux, M. Lallemant a fait
voir quelques-unes des difficultés inhérentes à
l'emploi des instrumens de Ducamp; le porte-
caustique, supporté par une sonde droite et flexible, expose à faire des fausses routes lorsque le
rétrécissement existe à la courbure du canal, et
Ducamp lui même l'avait reconnu, car il a proposé pour ce cas un instrument en gomme élastique à courbure fixe : cette courbure empêchait
d'imprimer à la totalité de l'instrument des mouvemens de rotation. Pour obvier à cet inconvénient, Ducamp a fait en sorte que la bougie tour-
nât dans la cavité de la sonde, et imprimât un
mouvement de rotation au petit cylindre portant
le caustique, afin de pouvoir cautériser le rétrécissement dans toute son étendue. Les secousses que
la rotation de la bougie font ressentir au canal
ne sont pas aussi violentes que le dit M. Lallemant, et les inconvéniens de cet instrument me
paraissent avoir été exagérés (1). M. Lallemant

----

(1) Mais pouvons-nous connaître d'une manière
certaine si le canal est courbe dans le lieu qu'occupe
le rétrécissement? Nous avons vu que la longueur de
l'urètre est loin d'être égale chez tous les individus ; par
conséquent, la distance du méat urinaire, au point où
commence la courbure, n'a rien de fixe ; il pourrait être
cependant de quelqu'utilité, pour se déterminer à em-

a reproché encore au porte-caustique de Ducamp la lenteur avec laquelle il agit sur un rétrécissement étendu : en effet, la douille de platine étant trop volumineuse pour pouvoir s'introduire dans le rétrécissement, la cautérisation ne peut avoir lieu que par la longueur du petit cylindre portant le caustique, et lorsqu'après plusieurs cautérisations le rétrécissement présente assez de largeur pour permettre que la douille y pénètre, l'épaisseur de cette douille est telle que le cy-

ployer tel ou tel porte-caustique, de savoir si le rétrécissement existe dans la partie courbe du canal. Ayant à traiter un rétrécissement qui se trouvait à six pouces et demi du méat urinaire, j'étais indécis sur la méthode que je devais choisir ; le pénis était court, et je supposais que le point rétréci était dans la portion courbe de l'urètre ; je crus être parvenu à m'en assurer en employant le moyen suivant. je fis tirer à la filière une douzaine de bougies en plomb très-fines ; je portai la sonde exploratrice jusque sur le rétrécissement, et pendant que la cire se ramollissait, je glissai un à un les fils de plomb dans la sonde. Chacun d'eux, très-flexible séparément, se pliait à la direction du canal ; réunis, ils formaient une masse un peu plus résistante ; et semblables au faisceau du vieillard de la fable, ils se prêtaient un mutuel soutien. Retirant ensuite la sonde, je trouvai qu'elle offrait une courbure à son extrémité, et que ce mandrin d'un nouveau genre avait retenu la forme du canal. Je me décidai à traiter ce malade par la méthode de la dilatation. Cependant les bougies de plomb réunies

lindre de platine, lorsqu'on le fait saillir, ne touche presque plus les parois du rétrécissement, et ne produit que peu d'effet. Pour éviter ces inconvéniens M. Lallemant a fait exécuter des sondes porte-caustique, se composant : 1°. d'un tube de platine ouvert à ses deux extrémités; 2°. d'un mandrin de même métal, portant à l'une de ses extrémités le nitrate d'argent dans une rainure latérale, et pouvant faire hors de la sonde une saillie de sept lignes, muni à l'autre

---

ne présentent pas assez de résistance, et les données que l'on obtient de la sorte ne sont point entièrement exactes. Il ne serait pas inutile cependant, pour faciliter le cathétérisme dans quelques circonstances, de chercher à rendre ce procédé plus parfait. Les chirurgiens, en effet, adoptent pour leurs sondes des courbures variables, et cependant tous, avec de l'habitude, pénètrent dans la vessie, parce que le canal se prête à quelques changemens peu marqués de direction; mais si l'on introduisait dans sa cavité une sonde dont la courbure fût exactement moulée sur la sienne, ne peut-on pas supposer que le cathétérisme, lorsqu'il doit être répété, deviendrait ensuite plus facile, surtout entre les mains de praticiens moins exercés ou du malade lui-même ? On pourrait donc, après avoir placé une sonde de gomme élastique, reconnaître le degré de courbure du canal par le moyen que j'ai indiqué ou par un autre meilleur, et donner aux mandrins la même forme pour les introductions subséquentes; ou bien l'on ferait exécuter des sondes de gomme élastique à courbures fixes, d'après ce modèle

bout d'un écrou pour borner à volonté la sortie du mandrin. Cette sonde de platine ayant très-peu d'épaisseur, pénètre dans le rétrécissement, et permet ainsi de pratiquer une cautérisation beaucoup plus étendue que celle que Ducamp pouvait faire. M. Lallemant prétend même de la sorte porter le caustique sur plusieurs rétré-cissemens dès la première application ; mais en supposant que les craintes manifestées par Du-camp ne soient pas fondées, et que l'on ne doive pas redouter de voir une eschare aussi étendue s'arrêter dans le rétrécissement, l'obturer et pro-duire une rétention complète d'urine ; ne peut-on pas pour d'autres motifs regarder cette méthode comme hasardeuse ? La bougie exploratrice gar-nie de cire, dit M. Lallemant, introduite au tra-vers des rétrécissemens , apprend par les em preintes qu'elle rapporte l'étendue de ces coarc-tations, leur nombre, leur situation ; mais n'est-il pas permis d'affirmer que la bougie lorsqu'on la retire sera déformée , et que les empreintes laissées par les rétrécissemens les plus éloignés seront effacées ou altérées lorsqu'elles traverse-ront celui qui se trouve le plus voisin du méat urinaire ? La bougie garnie de cire n'indique même pas d'une manière satisfaisante la lon-gueur d'un seul rétrécissement, et l'on voudrait qu'elle pût fournir une image exacte de la dispo-sition du canal lorsqu'il existe plusieurs coarctations! Je le répète, cautériser l'urètre dans une étendue de plusieurs pouces d'après un guide aussi peu certain, serait agir d'une manière hasardeuse. La sonde de M. Lallemant permet donc une cautérisation plus étendue; mais elle expose à dépasser le rétrécissement, et à cautériser la partie saine du canal; et si elle est avantageuse pour un chirurgien exercé, elle peut être dangereuse entre les mains d'un homme moins habile, pour lequel la lenteur avec laquelle agit l'instrument de Ducamp est un obstacle salutaire. Enfin M. Lallemant reproche à la bougie faisant mouvoir le cylindre une trop grande flexibilité, qui fait que le moindre obstacle que rencontre ce cylindre à l'entrée du rétrécissement ne peut être surmonté. On peut obvier, ce me semble, à cet inconvénient en remplaçant la bougie par un mandrin en baleine.

Je regrette de ne pouvoir extraire de l'ouvrage de M. Lallemant une foule d'observations pratiques remarquables; mais cet examen m'entraînerait trop loin.

La dilatation est, suivant l'opinion la plus généralement admise aujourd'hui, le moyen le plus communément applicable au traitement des rétrécissemens de l'urètre, surtout depuis que Ducamp a inventé les bougies et les sondes à ventre. Mais en même temps on reconnaît que dans un certain nombre de cas, par exemple, lorsque

le rétrécissement est situé en-decà de la courbure de l'urètre, la cautérisation perfectionnée,
par la promptitude de son action, présente des
avantages que l'on aurait tort de négliger.

APPENDICE.

J'ai proposé pour guérir de la pierre une méthode qui peut être regardée comme nouvelle, bien qu'elle ait pour base des instrumens déjà publiés mais incomplets, des idées déjà conçues mais isolées jusqu'alors, et tout-à-fait inapplicables. M. Civiale s'est prétendu également inventeur de cette découverte ; j'ai repoussé ses prétentions et le soupçon de plagiat qu'il a cherché à faire peser sur moi. Tel est l'exposé de la discussion, que j'ai rejeté dans ce chapitre, afin de ne pas interrompre l'ordre de mon travail. On a pu connaître déjà ce qu'il y avait réellement de nouveau dans la méthode lithontriptique ; on pourra voir ici par qui fut fécondée l'idée première, à qui sont dus les perfectionnemens et les développemens qu'elle a reçus.

Si j'ai mêlé à ces débats un nom respectable et cher à la chirurgie française, il m'a fallu pour m'y déterminer des motifs aussi puissans que ceux qui m'ont dirigé, et je ne l'ai fait qu'à regret et avec réserve. Je me suis contenté d'exposer les faits, les conséquences ressortiront d'elles-mêmes.

Ainsi que je l'ai dit page 137, M. Amussat et

moi publiâmes, au mois de mai 1822, des instrumens propres à briser les pierres dans la
vessie, et à les extraire sans incision; mais je
reconnaissais devoir à mon collègue l'idée de
la sonde droite, que je croyais neuve. Nos
moyens n'étaient pas les mêmes; il ne s'éleva
donc entre nous aucune discussion de priorité,
et chacun continua de marcher dans la route où
il était entré. Au mois d'avril 1823, je présentai
à l'Académie des instrumens nouveaux destinés
au même but, et auxquels j'avais apporté un
assez grand nombre de perfectionnemens, ainsi
que je l'ai fait voir page 141. A cette époque,
le travail de M. Gruithuisen était entièrement
ignoré, et personne n'avait ouï parler des brise-
pierres de M. Civiale. Ce fut peu de temps après
que ce médecin publia son *Traité des Rétentions
d'urine et des Calculs urinaires*. Là, se trouve,
à la page 153, une note assez étendue, dans laquelle on lit les phrases suivantes.

« Les écrits périodiques ont annoncé dans ces
» derniers temps une découverte qui n'a pro-
» bablement pas coûté beaucoup à son auteur :
» je veux parler du lithoprione de M. Leroy,
» dont l'idée n'est pas neuve, ainsi qu'on a
» semblé l'exprimer dans le Journal complémen-
» taire du *Dictionnaire des Sciences médicales;*
» elle remonte au moins au commencement du
» seizième siècle, car Franco parle d'un instru-

» ment qu'il nomme *vésical à quatre,* dont les
» branches peuvent s'écarter assez pour empoi-
» gner une pierre grosse comme un œuf. (*Voy.*
» pl. 1re, fig. 12.)...........................

» D'après la connaissance que j'ai du litho-
» prione de M. Leroy, je peux assurer qu'il ne
» diffère de mon lithontripteur que sous le rap-
» port de l'exécution, qui en est beaucoup moins
» avantageuse, et de quelques accessoires qui
» deviennent le plus souvent inutiles. Ces ins-
» trumens ont, du reste, une telle analogie que
» la description de l'un donne une idée assez
» exacte de l'autre........................

» ....

» On pourrait nous faire observer que nous
» nous sommes continuellement servis d'expres-
» sions qui annoncent la propriété : on ne les
» trouvera pas déplacées, je pense, nos instru-
» mens différant essentiellement de toux ceux
» que nous avons pu trouver sous le rapport
» de l'exécution, et notamment par l'usage au-
» quel ils sont destinés. Personne, au moins que
» je sache, n'a conçu et exprimé avant moi
» l'idée de détruire les calculs vésicaux par
» des moyens mécaniques, ni exposé ces
» moyens. »

Ainsi, je n'ai rien fait de nouveau : M. Civiale, au contraire, a donné du nouveau ; et
cependant nous avons tous deux proposé la

même chose. Une telle contradiction rappelle le jugement du singe de Lafontaine :

Car toi, loup, tu te plains quoiqu'on ne t'ait rien pris,
Et toi, renard, a pris ce que l'on te demande.

M. Civiale affirmait dans cette même note que ses instrumens ont été présentés à la Société de la Faculté de Médecine en juillet 1818 , et que M. Marjolin a fait mention de ces mêmes instrumens dans ses cours de chirurgie. J'ai donc consulté les procès-verbaux de la Faculté de Médecine, et j'y ai lu ce qui suit :

Séance du 30 juillet 1818.

« M. de Chabrol adresse la notice descriptive
» et le dessin d'un instrument inventé par le
» sieur Civiale, élève en médecine, et qu'il pro-
» pose *pour l'opération de la taille* (1). »

J'ignore s'il y eut erreur de la part du secrétaire; mais on ne peut accepter cette mention comme une preuve en faveur de M. Civiale. J'allai donc trouver le baron Percy et M. le professeur Marjolin; je leur demandai ce qu'il y a d'exact dans les assertions de mon compétiteur, et, d'après les réponses qu'ils eurent la

____

(1) *Bulletins de la Société de la Faculté de Médecine,* août 1818.

bonté de me faire, j'écrivis de Bretagne, où je voyageais alors, à M. Gaultier de Claubry une lettre dont l'extrait suivant fut inséré dans le journal dont il est rédacteur (1).

« M. Civiale prétend qu'en 1818, il a présenté à la Faculté de Médecine un instrument destiné à briser les calculs dans la vessie ; que MM. Chaussier et Percy furent nommés commissaires, mais qu'il ne fut point fait de rapport ; que M. Marjolin a souvent parlé dans ses cours de ses lithontripteurs ; enfin il ajoute qu'un de ces mêmes instrumens fut égaré en 1818, et comme précisément il ressemblait à celui que j'ai présenté plus tard à l'Académie royale de Médecine, il est porté à croire que le hasard l'aura fait tomber entre mes mains. M. Percy , à qui j'ai demandé si ma réclamation était fondée, m'a répondu que M. Civiale ne lui avait fait voir qu'un instrument à poche , au moyen duquel il se proposait d'envelopper la pierre, afin de pouvoir ensuite la dissoudre par des réactifs ; que par conséquent il n'y a aucune ressemblance entre les instrumens de-ce médecin et les miens. M. Marjolin, à qui je me suis également adressé, m'a répondu qu'il avait bien connaissance d'un instrument de M. Civiale propre à saisir la pierre dans la vessie ; mais qu'il ne lui avait jamais ouï

---

(1) *Journal général de Médecine*, octobre 1823.

parler de stylet, de perforateur, ni d'aucun autre moyen de la briser. Cette même réclamation, que M. Civiale a placée dans son ouvrage, il l'avait adressée à l'Académie : pourquoi n'a-t-il pas attendu que les commissaires auxquels elle a été renvoyée eussent prononcé ? N'est-ce pas parce qu'il prévoyait que leur jugement lui serait défavorable » (1)?

Je fis voir à mon retour cette lettre imprimée au baron Percy, qui l'approuva en tout ce qui le concernait.

Cependant, tandis que je cherchais par des

____

(1) Ce rapport n'est point fait encore ; il est vrai que moi-même, apercevant sans cesse des modifications nouvelles et ne supposant pas que j'eusse à craindre un rival, je priai le professeur Béclard, rapporteur, de différer jusqu'à ce que les perfectionnemens que je lui soumettais au fur et mesure fussent terminés. Cependant ce savant, dont la justice et l'impartialité étaient si connues, manifesta publiquement son opinion au mois de février 1824, dans une des séances de la Société Philomatique. Quelqu'un avait rapporté les premières observations de pierres brisées dans la vessie ; Béclard prenant la parole demanda que l'on substituât dans le procès-verbal, au nom de M. Civiale, mon nom, comme étant celui de l'auteur du procédé, et il motiva ce changement par tout ce qui était à sa connaissance depuis deux ans. A cette époque cependant il avait eu entre les mains le manuscrit de M. Civiale, ainsi qu'on peut le voir par la date de la lettre du baron Percy.

modifications et des perfectionnemens à répon-
dre aux objections que l'on adressait à la méthode
nouvelle, et que je craignais de rien faire à la
légère, M. Civiale, plus heureux et plus har-
di, opérait sur le vivant et réussissait. Une annonce de sa première opération parut dans les
journaux politiques, et produisit dans le public
une vive sensation. J'adressai le lendemain à
ces mêmes journaux la lettre suivante, qui fut
insérée par la plupart d'entre eux.

« MONSIEUR,

» Quelques journaux ont publié hier, et plusieurs autres répètent aujourd'hui une note par
laquelle on annonce que M. le docteur Civiale est
parvenu à opérer, au moyen d'un instrument nouveau, la destruction de la pierre dans la vessie,
sans le secours de l'opération de la taille. Cet instrument, si j'en juge par la description qu'on en
donne, me paraît être exactement le même que
celui que j'ai présenté à l'Académie royale de
Chirurgie en 1822, et dont la construction ainsi
que les bons effets ont été décrits et constatés à
cette époque soit par les journaux de Médecine,
soit même par les journaux politiques. En re-
merciant M. le docteur Civiale d'avoir bien
voulu faire l'essai d'un instrument dont l'idée
première m'a été suggérée par l'ancienne chirurgie, je me dois à moi-même de revendiquer

les honneurs du perfectionnement , et de ré-
clamer pour l'auteur du procédé une partie des
éloges que vous accordez à l'opérateur.

» J'ai l'honneur, etc. » (1).

LEROY.

Le soir même, le baron Percy m'adressa la
lettre que l'on va lire.

« Je souhaite bien le bonjour à M. Leroy, dont
» je viens de lire la réclamation dans le *Constitu-*
» *tionnel.* Je le prie de me marquer ce qui, dans
» l'*ancienne chirurgie,* a pu lui suggérer l'idée
» des instrumens propres à détruire la pierre
» dans la vessie sans le secours de l'opération
» de la taille. Passablement versé dans l'étude
» des procédés de nos vieux maîtres, je ne me
» souviens pas d'en avoir trouvé qui ressem-
» blassent à ce qu'on appelle, de nos jours, le
» *lithontripteur ,* mot qui pourrait être mieux
» choisi. Il y a bien la pince ou la tenette
» de Franco ; mais vous n'avez sans doute pas
» voulu parler de cet instrument (2).

» Je vous avais honorablement arrangé dans
» notre projet de rapport : votre article me for-
» cera de changer la texture du passage qui

____

(1) *Voyez* le *Constitutionnel* du 10 mars 1824.

(2) J'ai fait voir, pages 117 et 127, qu'il existe dans
l'*ancienne chirurgie,* ainsi que je l'avais annoncé, des
instrumens plus semblables au lithontripteur que la pince
de Franco.

» vous concerne, car il s'agit de priorité, d'an-
» tériorité, et je répugne à m'immiscer dans ces
» sortes de débats. Mon collègue Chaussier est
» dans les mêmes dispositions.

» Veuillez me faire parvenir le manuscrit
» que j'ai confié à M. Béclard.

» Je vous salue cordialement. »

Signé PERCY.

10 mars 1824.

Quelques jours après, le baron Percy donna lecture de son rapport à l'Académie des Sciences, et parlant de la question d'antériorité, il s'exprima, page 23, de la manière suivante. « Il ne nous con-
» vient pas de décider entre M. Civiale, à qui on
» attribue la découverte toute entière, et son con-
» frère M. James Leroy, qui en revendique une
» grande partie. Nous aimons mieux croire que
» ces médecins estimables, contemporains et con-
» disciples, ont pu avoir, sans s'être fait de con-
» fidence, la même pensée, comme il est clair
» que M. Civiale s'est rencontré avec le doc-
» teur de la Gazette de Saltzbourg, sans jamais
» avoir entendu parler ni de lui ni de cette
» gazette, *et qu'étant partis l'un après l'autre*
» *du même point et en suivant la même route,*
» *c'est M. Civiale qui a dû arriver le pre-*
» *mier* » (1).

---

(1) La publication de M. Gruithuisen date de 1813,

On voit que, tout en prétendant garder le silence sur la priorité, le baron Percy tranche cette question à l'avantage de M. Civiale : en conséquence, peu satisfait de la manière dont j'étais *arrangé* dans le rapport, je fis imprimer et distribuer dans la séance du 29 mars la pièce ci-jointe.

Réclamation adressée à l'Académie des Sciences par JAMES LEROY.

« MESSIEURS,

» Dans la séance du 22 mars, M. Percy vous a rendu compte d'un procédé nouveau au moyen duquel on peut briser les calculs vésicaux sans le secours de l'opération de la taille ; il vous a parlé des discussions qui se sont élevées entre M. Civiale et moi ; il vous a dit qu'il ne prétendait pas résoudre la question de priorité ; qu'il aimait mieux croire que tous deux, guidés par les mêmes idées, nous sommes arrivés au même résultat ; et cependant à chaque phrase votre honorable rapporteur a tranché la question à l'avantage de M. Civiale, il a fait remonter pour lui la publication jusqu'en 1818, tandis que ce

---

celle de M. Amussat et la mienne de 1822 ; enfin, celle de M. Civiale de 1823. Le baron Percy, lorsqu'il fit lecture de son rapport à l'Académie des Sciences, n'avait point parlé de M. Gruithuisen et de tout ce qui lui appartient dans la méthode nouvelle ; ces détails n'ont été mis que plus tard dans le rapport imprimé, en sorte qu'il n'y a point entre eux identité.

n'est qu'en 1822 que j'ai présenté mes instrumens à l'Académie de Chirurgie. Il m'importe
de repousser le soupçon de plagiat que cette
assertion ne manquerait pas de faire peser sur
moi; pour cela il me suffira d'exposer simplement les faits.

» En 1818, M. Civiale s'adressa au Ministre
pour obtenir des fonds, afin de faire exécuter
des instrumens *propres à l'opération de la taille*:
telles sont les expressions du procès-verbal de la
Société de la Faculté de Médecine, séance du
3o juillet. M. Percy fut chargé d'examiner cette
demande : il ne fit point de rapport : il vous l'a
dit; mais il a omis de vous en apprendre les motifs, et de vous dire que, jugeant inexécutables
les projets de M. Civiale, il lui conseilla de les
abandonner. Il ne vous a point dit que cette
même notice, *que l'on prétend regarder aujour-
d'hui comme un acte de publication,* est restée
jusqu'à ce jour dans son cabinet, et que lui-
même, il y a un mois, en ignorait le contenu.
Plusieurs fois, et à différentes époques, M. Percy m'avait assuré que M. Civiale n'avait proposé
qu'un instrument muni d'une poche au moyen
de laquelle il prétendait envelopper la pierre et
la dissoudre par des réactifs. Au mois de janvier
dernier, il eut la complaisance de parcourir devant moi la notice restée entre ses mains, et il
me renouvela l'assurance qu'il m'avait donnée
précédemment. Peu de jours après j'allai prier
M. Percy de confier la note de M. Civiale à M. le
professeur Béclard ; il y consentit, mais il désira
qu'auparavant je lui en fisse la lecture : ce fut
seulement alors, et non sans étonnement, qu'il
trouva exprimée l'idée de briser les calculs vésicaux, en les saisissant avec un instrument analogue au tire-balle, dit *alphonsin,* et les percu-

tant avec un stylet. Je l'avouerai, la première pensée qui se présenta à mon esprit fut qu'à l'insu de votre rapporteur, on avait substitué à la note première le papier que j'avais sous les yeux. Je comprenais difficilement que, dans un Mémoire qui n'a que quatre pages, l'idée principale fût demeurée aussi long-temps inaperçue : cependant M. Percy m'assurait que la notice n'était pas sortie de ses mains ; j'ai dû le croire.

» Mais M. Civiale n'aurait-il fait que soupçonner la possibilité de pénétrer dans la vessie avec une sonde droite, et de briser les calculs renfermés dans cet organe sans lui faire éprouver de blessure ? Pendant six ans qui se sont écoulés, il a eu tout le temps nécessaire pour faire des essais sur les cadavres et en publier le résultat : cependant, pour prouver qu'il a donné suite à ses premières idées, qu'il n'a point été arrêté dès les premiers pas, il est forcé d'avoir recours aux registres de son coutelier, sur lesquels apparemment ses instrumens sont décrits avec exactitude : et c'est d'après une telle preuve que l'on a établi ses droits ! Or, comme plusieurs médecins ont vu entre les mains de M. Civiale l'instrument à poche dont il a été question plus haut, et que personne ne lui a entendu parler de briser les calculs, je suis porté à croire que c'est l'instrument à poche qui se trouve consigné sur les registres, et que M. Civiale a profité de la ressemblance.

» Dans le traité qu'il a publié en 1823, M. Civiale était convenu qu'il m'avait emprunté l'idée d'employer un archet pour mettre en mouvement le perforateur, ainsi que le petit étau nécessaire pour l'adapter. M. Percy, dans son rapport, s'est contenté de dire que l'archet n'est point de M. Civiale. L'honorable rapporteur aurait-il craint d'affaiblir les avantages qu'il s'est plu à donner à mon rival ? J'ai pour lui trop de respect pour lui supposer un tel motif ; j'aime mieux croire qu'il ne l'a fait que par oubli. Quant à moi, qui ne prétends revendiquer que le fruit de mon travail, je reconnais que l'idée d'employer l'archet comme moteur m'a été suggérée par Ducamp. Un tel aveu de ma part est entièrement libre ; je ne puis craindre les réclamations du jeune et célèbre chirurgien, la tombe s'est fermée sur lui ; mais en ceci, comme pour tout le reste, je rends hommage à la vérité. Je ne dis pas comme M. Civiale : « Personne n'a » exprimé et conçu avant moi l'idée de détruire » les calculs vésicaux par des moyens mécani- » ques, ni exposé ces moyens. » (*Traité des calculs urinaires*, page 156.) Je reconnais au contraire que plusieurs tentatives ont été faites pour parvenir à ce but, et qu'il existe dans l'arsenal de la chirurgie des instrumens qui ont de l'analogie avec ceux que j'ai proposés : j'ai seulement *réuni* et *modifié*, pour en faire un *procédé complet,* divers moyens qui, isolés, avaient été jusqu'à ce jour insuffisans. La vue des instrumens que j'ai fait exécuter permet de suivre la succession de mes idées, et les perfectionnemens que j'ai apportés. Si je n'ai point fait usage de ces instrumens sur le vivant, c'est que j'ai cru n'avoir point assez fait encore ; j'ai pensé qu'il ne suffit pas de briser les calculs dans la vessie, mais qu'il faut avoir la certitude d'extraire les fragmens, qui deviendraient les noyaux d'autant de pierres nouvelles. Voilà le but que je me suis efforcé d'atteindre ; vous pourrez bientôt juger, Messieurs, si je l'ai atteint en effet (1).

______

(1) Des défauts à corriger des perfectionnemens à

» En admettant qu'il y ait identité entre la notice présentée en 1818 et celle qui se trouve actuellement entre les mains de M. Percy, il en résulterait : 1°. que M. Civiale n'avait point, en 1818, fait exécuter des instrumens *lithontripteurs*, ainsi qu'il l'a dit dans son ouvrage, p. 154, puisqu'à cette époque (en interprétant autant en sa faveur qu'il est possible le procès-verbal mentionné) il demandait au Ministre de l'argent à cet effet; 2°. que M. Civiale, ainsi que beaucoup d'autres, s'est occupé avant moi des moyens de briser les calculs vésicaux, mais que sans doute il a été arrêté par des difficultés qu'il n'a pu vaincre, puisqu'il a gardé le silence jusqu'en 1823, lorsque, depuis un an, mon procédé avait été décrit dans tous les journaux de médecine.

» J'ai fait, pour éviter ma démarche actuelle, tout ce qui était en mon pouvoir (1); mais j'ai acquis la certitude que je ne dois attendre aucune concession bienveillante de la part de M. Civiale, et je me vois forcé de demander que ma réclamation soit annexée au rapport, afin que les droits et la conduite de chacun de nous puissent être jugés avec connaissance de cause.

---

apporter, tels étaient les signes auxquels on pouvait reconnaître le véritable inventeur, c'était le *sic vos non vobis* qu'il fallait achever : M. Civiale ne l'a pas même tenté.

(1) J'ai écrit à M. Civiale (je suis loin de m'en cacher) pour lui proposer de publier en commun le fruit de nos travaux ; je pensais que c'était le seul moyen de mettre fin à nos débats. Fort du rapport du baron Percy, un refus et un défi d'établir mes droits furent sa réponse. J'ai relevé le gant ; nous sommes aujourd'hui devant nos juges.

» Je supplie M. Percy de me pardonner d'a-
voir mêlé son nom à ces débats ; j'espère qu'il re-
connaîtra lui-même que le partage qu'il a cru de-
voire faire est loin d'être égal ; et qu'il voudra
bien, en avouant l'exactitude des faits que j'ai
avancés, m'aider à dissiper le soupçon de plagiat que, peut-être involontairement, il a fait
planer sur moi. »

L'Académie des Sciences prit en considération
la réclamation qui lui était adressée, et elle solli-
cita une réponse de la part de son rapporteur.

Peu de jours après, je reçus à Bourges, où
j'étais allé pour faire une opération, ainsi que
je l'ai dit, la lettre suivante, que le baron Percy
me fit l'honneur de m'adresser (1).

« Je suis loin de vous en vouloir, mon cher
Monsieur ; vous n'avez fait de mal qu'à vous-mê-
me, et vous m'en auriez fait à moi que je l'aurais
déjà oublié. Mais comment se terminera la lutte
que vous avez provoquée ? et à quoi vous con-
duira-t-elle ? Votre adversaire, pendant que vous
réclamez, va son train, jouit de ses succès, et
semble ne pas entendre le bruit *que vous vous
efforcez de faire.* Il vient de faire parapher plusieurs écrits qu'il donne pour être bien authentiques, et je les crois tels : on vous jugera d'a-
près ces preuves péremptoires *et non sur des paroles susceptibles d'interprétation* (2). Je regrette

____

(1) Cette lettre et la précédente sont entre mes mains.
(2) Que l'on interprète comme l'on voudra les paroles
du baron Percy, je ne pense pas que l'on parvienne à démontrer que ces mots : « M. Civiale n'a proposé qu'un
instrument à poche et non des instrumens propres à bri-

vivement que vous vous soyez engagé dans une pareille affaire. Lisez notre rapport, et vous y verrez que c'est le docteur Gruithuisen, Bavarois, qui a le mérite de l'antériorité, et que M. Civiale n'est venu que dix ans après lui (1). Il a pu avoir la même pensée que ce docteur, comme je crois très-possible que vous ayez conçu, sans aucune communication ni avec l'un ni avec l'autre, le projet en litige. Je conserve l'un des petits ressorts auxquels vous avez depuis substitué la pince du parent de Franco ; vous l'avez laissé tomber à terre lorsque vous vîntes me montrer vos instrumens, avec lesquels vous n'eussiez bien sûrement pu faire une des brillantes opérations dont M. Civiale nous a rendus témoins.

» Que ne puis-je vous mettre d'accord! Vous êtes tous deux d'honnêtes gens et des médecins instruits et zélés : mon bonheur serait de vous rapprocher ; mais votre article de je ne sais quel journal, et votre réclamation imprimée m'en ôtent tous les moyens. Je me verrai peut-être lundi réduit et forcé de donner à l'Académie des explications qui ne seront pas à votre avantage : voilà où conduit une démarche inconsidérée. Mais les preuves écrites que j'ai à four-

---

ser les calculs vésicaux » , signifient : M. Civiale a non-seulement proposé des instrumens à poche pour dissoudre les calculs, mais encore des brise-pierres, des lithontripteurs.

(1) J'ai fait voir, page 131, ce qui appartient à M. Gruithuisen dans la méthode nouvelle ; mais ce que dit ici le baron Percy ne s'accorde guère avec cette phrase du rapport : *il est clair que c'est M. Civiale qui a dû arriver le premier.* Ainsi que je l'ai avancé tout-à-l'heure, il n'était pas question de M. Gruithuisen dans le rapport manuscrit.

nir contre vos prétentions ne pourront altérer le cas que je fais de vous, ni l'attachement que vous a voué l'un de vos plus anciens prédécesseurs. »

Signé PERCY.

9 avril 1824.

Huit mois environ se sont écoulés depuis lors jusqu'à la mort du baron Percy, et *les explications annoncées n'ont pas été données.*

Si les lettres du baron Percy ne contenaient pas un aveu des expressions qu'il m'avait précédemment adressées, je pourrais, d'après une circonstance publique, prouver que ce chirurgien célèbre n'avait point eu connaissance des instrumens lithontripteurs de M. Civiale, ou que du moins il les avait oubliés. En effet, dans la séance du 13 février 1823, M. Civiale donna lecture à l'Académie de Chirurgie d'une note dans laquelle il réclamait contre M. Amussat et moi la priorité d'invention d'instrumens propres à briser la pierre dans la vessie. Le baron Percy prit la parole; mais au lieu de confirmer les assertions de M. Civiale, il se contenta de dire que lui-même avait communiqué à l'ancienne Académie de Chirurgie des dessins et une description d'instrumens semblables de son invention, voulant, ainsi qu'il me le dit plus tard, parler seulement d'instrumens à poche pour dissoudre le calcul (1).

Il est une autre pièce que je voudrais pouvoir joindre à celles-ci, parce qu'elle est, dans cette discussion, de la plus grande importance.

____

(1) *Archives générales de Médecine*, t. 1er, p. 290.

Je veux parler du manuscrit déposé en 1818 par M. Civiale. Sans prétendre qu'il y ait eu substitution, j'ai fait voir que ce Mémoire n'avait pas des caractères authentiques et incontestables : tel qu'il est cependant, quelque vagues que soient les idées qu'il renferme, il mériterait d'être publié, puisqu'il est le seul titre que son auteur puisse opposer.

FIN.

EXPLICATION DES PLANCHES.

PLANCHE PREMIÈRE.

Figures 1 et 2. Sonde à injection de M. Gruithuisen (descript. p. 92).

Fig. 4, 5, 8. Brise-pierre de M. Gruithuisen (page 131).

Fig. 7. Conducteur de M. Gruithuisen pour la pile voltaïque.

Fig. 9, 10, 11. Instrument brise-pierre de M. Eldgerton (p. 133).

Fig. 13, 14, 15. Plusieurs tire-balles (page 141).

Fig. 16, 17, 18. Pince de Sanctorius pour extraire les calculs à travers l'urètre (page 117 et suiv., et page 128).

Fig. 19. Instrument au moyen duquel le général Martin est parvenu à pulvériser une pierre dans sa vessie (page 130).

PLANCHE II.

Fig. 1, 2, 3, 4, 5. Lithontripteur de M. Civiale (p. 155 et suiv.).

Fig. 6. Prétendue sonde droite d'Albucasis (page 45).

Fig. 7. Sonde à double courant, telle que l'a fait exécuter M. J. Cloquet (page 93).

Fig. 9. Brise-pierre de M. Amussat (page. 135).

Fig. 10. Pince de M. A. Cooper pour extraire de petits calculs (page 119).

Fig. 14, 15. Canule et tarière d'Ambroise Paré pour perforer les calculs dans l'urètre (page 122).

Fig. 19. Instrument destiné à maintenir la pierre et à la ramener dans la pince lithoprione lorsqu'elle vient à se déplacer (page 151).

Fig. 18. Fraise simple au moyen de laquelle on peut évider le calcul (page 143).

Fig. 16 et 20. Deux instrumens destinés à briser les calculs enchatonnés dans l'épaisseur des parois de l'urètre ou les calculs de la prostate, faisant saillie dans le canal (pages 125 et suiv.; et p. 179).

Fig. 17. Espèce de crochet propre à dégager les calculs d'entre les branches des lithopriones (page 139, où, par erreur, on a mis *fig.* 19).

PLANCHE III.

Fig. 1re. Lithoprione à ressort , fermé.

Fig. 3. Le même ouvert (page 137).

Fig. 2. Le perforateur que l'on peut faire mouvoir avec l'archet ou la manivelle.

Fig. 4. Le chevalet qui supporte le perforateur et s'adapte à tous les lithopriones (page 144).

Fig. 5. Manivelle pour faire tourner le perforateur (pag. 139).

Fig. 6, 7 et 8. Trois fraises destinées à évider le calcul (p. 143).

PLANCHE IV.

Fig. 9 et 10. Deux limes, l'une simple, l'autre double, destinées à évider le calcul. La canule *c* sert à les porter jusqu'au centre de ce corps (page 143).

Fig. 11 , 12 et 14. Pince lithoprione (page 141).

Fig. 13. Pince pour briser et extraire les fragmens (page 153).

PLANCHE V.

Fig. 1re. Lithoprione à filet, fermé.

Fig. 2. Lithoprione à filet, ouvert.

Fig. 3. Le même , contenant le calcul.

Fig. 4. Le même, sans la poche (page 164).

Fig. 5 et 6. Deux autres lithopriones à filet (page 165).

Fig. 7. Lithoprione modifié (page 166).

Nota. Les divers instrumens imaginés par moi se trouvent chez M. Montmirail, fabricant d'instrumens de chirurgie, rue Serpente, n° 12; Morette, coutelier des hôpitaux de Paris, rue des Cauettes ; et Grangeret, coutelier de la Marine, rue des Saints-Pères.

TABLE DES MATIÈRES.

FIN DE LA TABLE DES MATIÈRES.

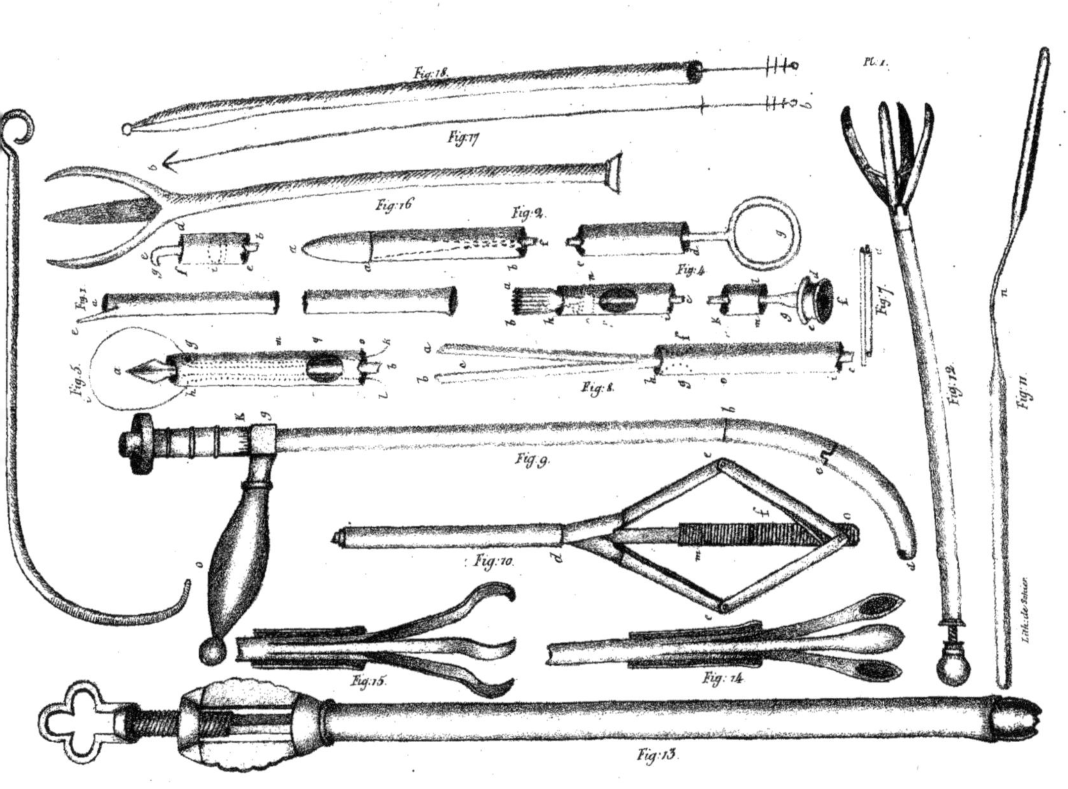

Fig: 18.
Fig: 17.
Fig: 16.
Fig: 2.
Fig: 4.
Fig: 3.
Fig: 5.
Fig: 7.
Fig: 8.
Fig: 9.
Fig: 10.
Fig: 12.
Fig: 11.
Fig: 15.
Fig: 14.
Fig: 13.
Pl. 1.

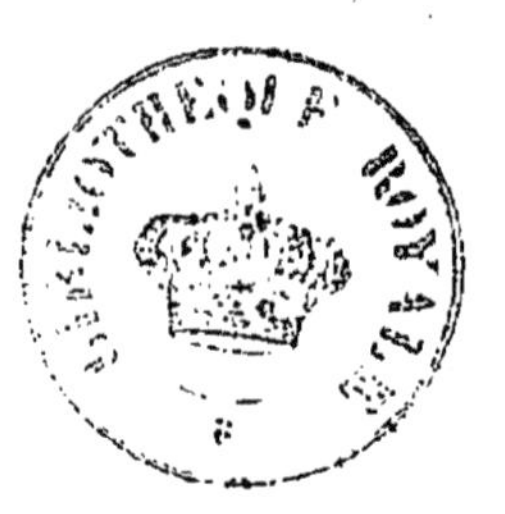

PL. 2.

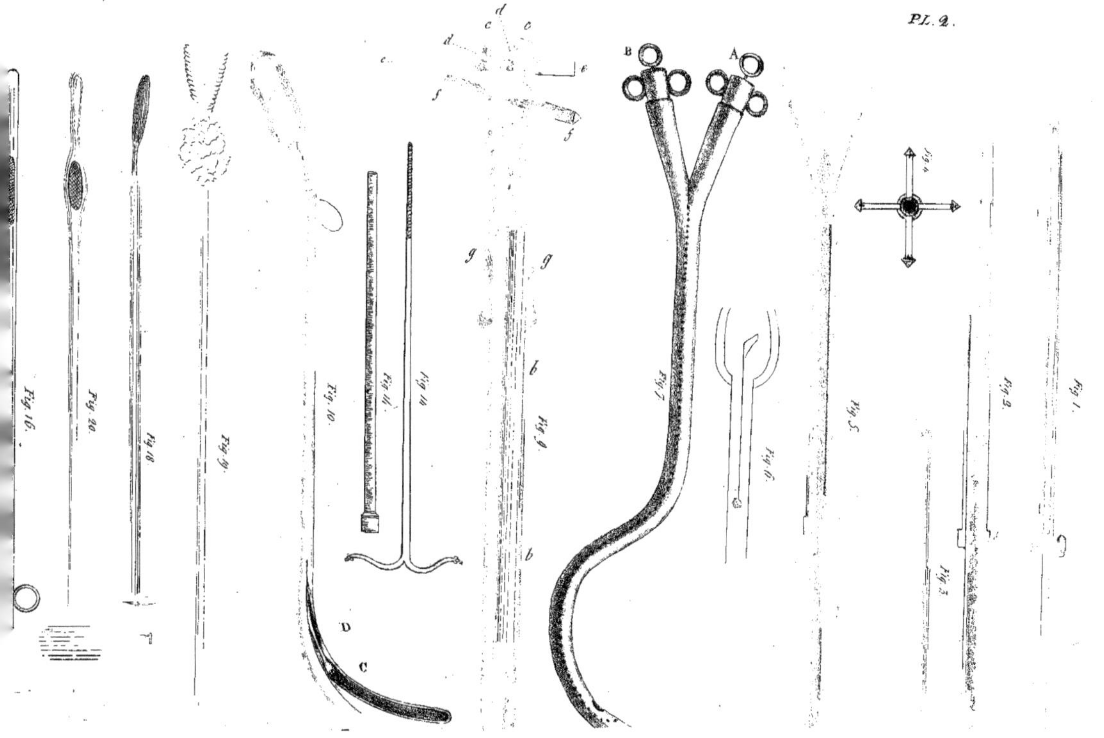

Fig. 1.

Fig. 2.

Fig. 3.

fig. 4.

Fig. 5.

Fig. 6.

Fig. 7.

Fig. 9.

Fig. 14.

Fig. 15.

Fig. 10.

Fig. 19.

Fig. 18.

Fig. 20.

Fig. 16.

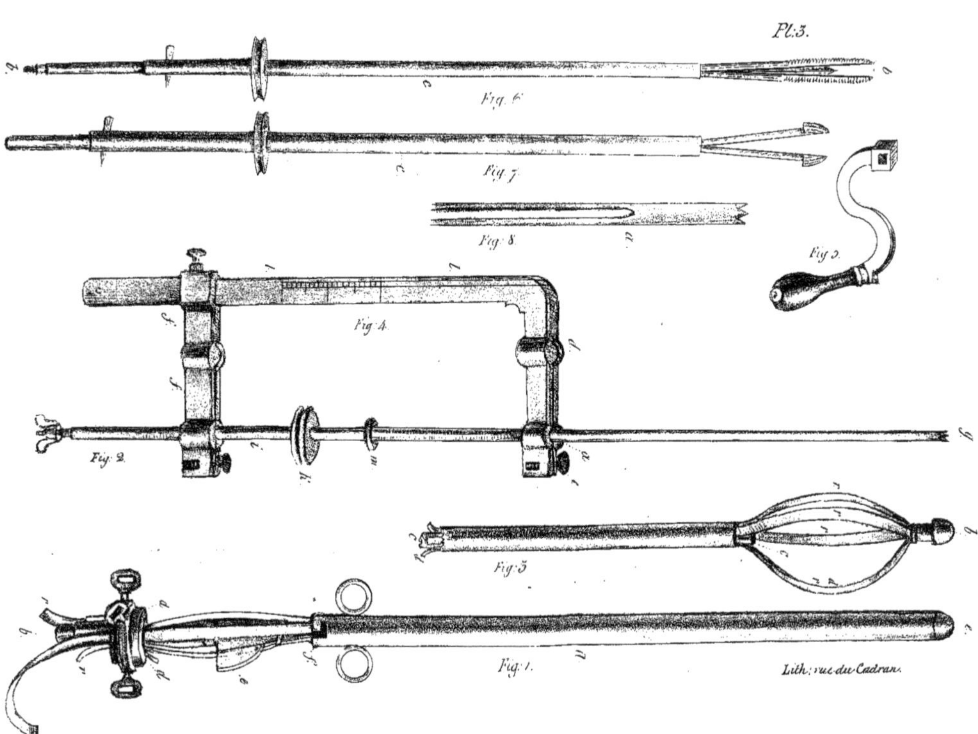

Pl. 3.
Fig. 6.
Fig. 7.
Fig. 8.
Fig. 9.
Fig. 4.
Fig. 2.
Fig. 3.
Fig. 1.
Lith. rue du Cadran.

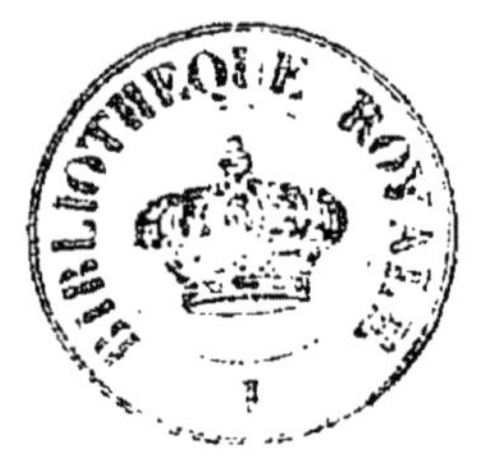

Pl. 4.

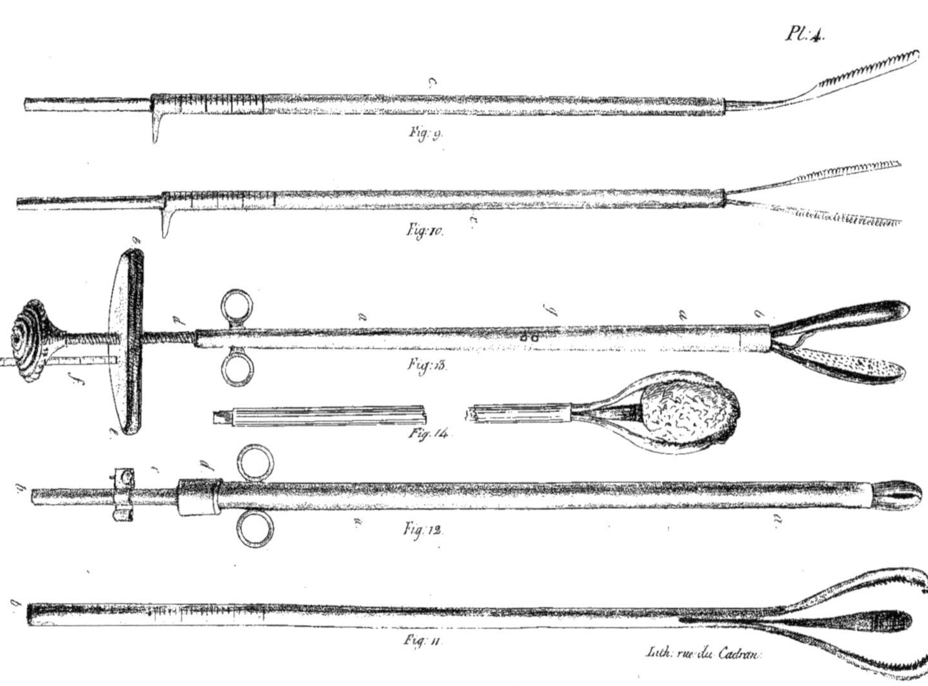
Fig: 9.
Fig: 10.
Fig: 13.
Fig: 14.
Fig: 12.
Fig: 11.
Lith. rue du Cadran.

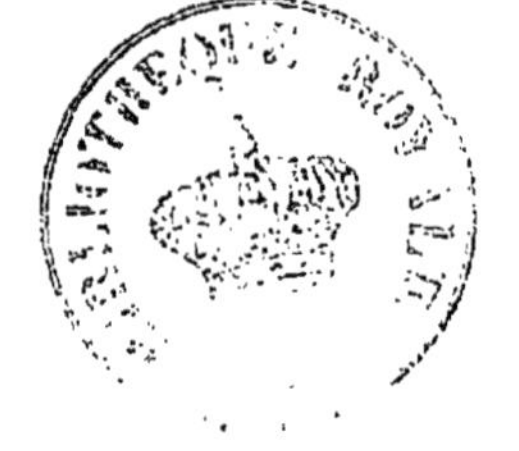

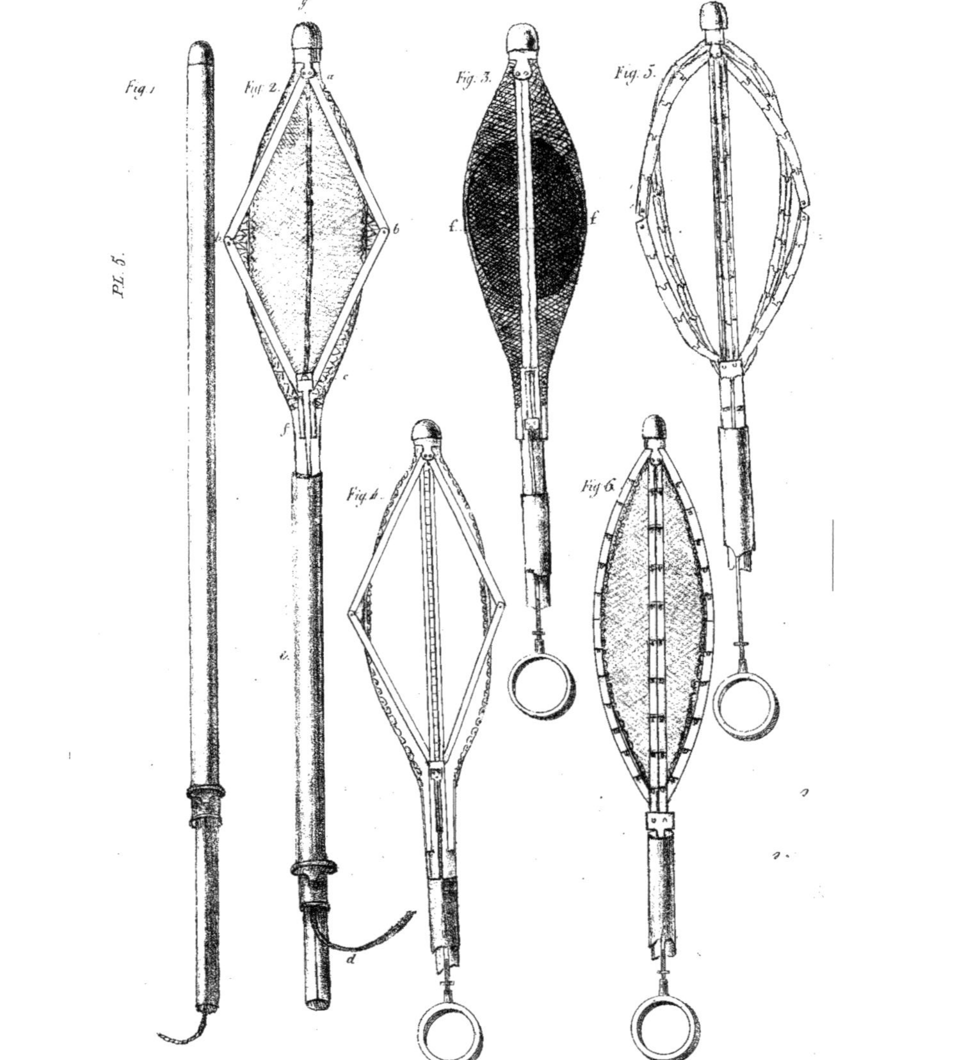

PL. 5.
Fig. 1
Fig. 2
Fig. 3
Fig. 4
Fig. 5
Fig. 6

www.ingramcontent.com/pod-product-compliance
Ingram Content Group UK Ltd.
Pitfield, Milton Keynes, MK11 3LW, UK
UKHW021513090726
13657UKWH00001B/208